Norbert A. Martin

A la découverte de l'hypnose éricksonienne

Norbert A. Martin

A la découverte de l'hypnose éricksonienne

Une approche progressive avec de nombreux processus et exemples concrets

Éditions Vie

Imprint

Cover image: Fourni par l'auteur

Publisher:
Éditions Vie
is a trademark of
International Book Market Service Ltd., member of OmniScriptum Publishing Group
17 Meldrum Street, Beau Bassin 71504, Mauritius

Printed at: see last page
ISBN: 978-613-9-58913-5

Norbert A. Martin

A la découverte de l'hypnose éricksonienne

A toutes les personnes qui m'ont fait confiance,
Qui ont contribué, par leur enthousiasme, à la création de ce livre,
Qui m'ont permis d'apprendre tant de choses en partageant leur vie.
Merci aussi à tous mes mentors,
Pour leur générosité, leur enseignement, et leur patience.

Imprint :
Any brand names and products names mentioned in this book are subject to trademark, brand or patent protection, and are trademarks, or registered trademarks of their respective holders. The use of brand names, product names, common names, trade names, product descriptions, etc., even without a particular marking in this work is in no way to be construed to mean that such names may be regarded as unrestricted in respect of trademark and brand protection legislation, and could thus be used by anyone.
Cover image : fourni par l'auteur. Photo de Ludivine Pantet.
Publisher : Éditions Vie is a trademark of International Book Market Service Ldt., member of Omniscriptum Publishing Group.
17 Meldrun Street, Beau Bassin 71504, Mauritius
Printed at : see last page.
ISBN : 978-613-9-58913-5

Norbert A. Martin

A la découverte de l'hypnose éricksonienne

Une approche progressive avec de nombreux processus et exemples concrets

Préface

Qui suis-je?

Tout naît de cette question que les êtres humains se posent depuis des temps immémoriaux.

Les chemins que l'on prend pour tenter d'y répondre sont souvent des chemins difficiles, semés d'obstacles, mais aussi féconds en découvertes libératrices. La persévérance les rend riches en expériences et en rencontres fructueuses.

Y a-t-il une clef pour ouvrir la porte de notre monde intérieur ? Pour découvrir et comprendre le sens de notre existence ? Il y en a certainement des milliers d'autres, de ces clefs.

L'hypnose en est une. C'est une technique d'exploration et de découverte des aspects plus profonds de l'être humain. Elle a été développée au fil des siècles. Elle a, tour à tour, été critiquée, exaltée ou diabolisée, suivant les époques. Aujourd'hui elle est en vogue et largement utilisée par des médecins, d'autres professionnels de la santé, psychologues, infirmiers et chercheurs. Les résultats sont remarquables dans le domaine thérapeutique et indiscutables en ce qui concerne le bien-être et le bien vivre.

L'ouvrage que vous avez sous les yeux est un guide qui vous permettra de découvrir les potentialités de l'hypnose éricksonienne et de vous familiariser avec son fonctionnement. Comme vous le verrez, l'hypnose est un outil simple et naturel. Chaque jour, nous passons des moments en transe, c'est-à-dire dans des états de conscience un peu différents, sans même nous en apercevoir.

Norbert Martin fut fasciné par l'hypnose et par les techniques d'éveil spirituel dès son plus jeune âge. C'est quelque chose qu'il a dans le sang. Il a toujours des métaphores à raconter, souvent hilarantes, car intimement liées à son sens de l'humour intarissable.

Son expérience dans le domaine de l'hypnose est très riche et varié. Nous avons la chance qu'il puisse la partager dans cet ouvrage. En le lisant, vous ne vous ennuierez certainement pas ! Sans le faire exprès, vous allez découvrir des idées, des points de vue, des perspectives qui, d'une manière ou d'une autre, enrichiront votre vie.

Dr Atanas Patourov, psychiatre et psychothérapeute

Avant-Propos

Cet ouvrage est destiné à toute personne intéressée par l'hypnose. Il a été voulu d'accès facile, a été écrit dans un langage simple, qui contienne le moins de jargon possible. Si vous êtes thérapeute ou hypnothérapeute, vous y trouverez de nombreuses ressources et astuces. Et si vous lisez ce livre parce que vous désirez en savoir davantage sur l'hypnose et ses apparents mystères, vous y trouverez également de nombreuses matières à réflexion. Vous élargirez vos connaissances sur les possibilités que nous possédons tous, en tant qu'êtres humains, mais que, bien souvent, nous ne soupçonnons même pas.

Aucun diagnostic médical n'est donné comme tel, sauf ceux qui sont parfois communiqués par les clients eux-mêmes. Les « causes » de mal-être sont décrites en termes de blocages, d'interdictions, d'obligations, de conflits intérieurs, de conflits de valeurs, de paradoxes, d'expériences douloureuses, ou d'expériences qui n'ont jamais trouvé leur dénouement et qui continuent à saper la vie de celle ou de celui qui les a vécues.

Par conséquent, le lecteur de ce livre n'est jamais invité ou encouragé à poser des diagnostics médicaux. Il découvrira toutefois un vaste ensemble de moyens, très peu intrusifs, qui permettent de soulager des souffrances, d'aider à acquérir une plus grande liberté, à développer de nouveaux talents, à améliorer sa manière de vivre et à s'épanouir davantage.

Les descriptions des processus sont simples et finement nuancées. Elles sont aussi précises. Cette précision doit être méticuleusement respectée afin qu'ils fonctionnent correctement. Seule une excellente expérience pratique permettra d'en tirer le meilleur et d'obtenir de bons résultats.

Cet ouvrage contient beaucoup d'information. Or, l'information, c'est du savoir et non du savoir-faire. Il est aussi riche en histoires et en métaphores, lesquelles parlent autant à l'inconscient qu'à l'esprit conscient. C'est la raison pour laquelle vous aurez parfois l'impression — ou pas — de répétitions, de redites apparentes mais toujours un peu différentes.

L'apprentissage par la répétition a eu, et a toujours, ses heures de gloire, comme c'est le cas dans les méthodes de langues. Dans l'antiquité, le rabbin Gamaliel avait coutume de dire qu'une leçon, qui n'a pas été répétée quarante fois par le Maître, ne peut pas être considérée comme apprise par l'élève. La responsabilité de la répétition repose donc sur les épaules du maître et non du disciple[1]. Que le lecteur soit rassuré : nous n'irons pas jusqu'à quarante fois !

Si vous désirez explorer concrètement ces outils, mais que vous n'avez pas une expérience suffisante de l'hypnose pour le faire par vous-même, nous vous recommandons de prendre contact avec un praticien. Celui-ci vous aidera à éviter des erreurs, vous donnera confiance en vous-même et vous permettre d'explorer ce que vous désirez. Une autre possibilité — la voie la plus rapide — consiste à suivre une formation.

Dans un premier temps, je vous recommande de lire ce livre en prenant bien votre temps et en suivant l'ordre des chapitres. Ils sont construits les uns à partir des autres. Vous serez probablement à même d'explorer l'auto-hypnose par vous-même.

Puisse cette lecture vous apporter de belles, profondes et joyeuses découvertes sur la vie et sur vous-mêmes.

[1] Gamaliel, parfois appelé Gamaliel l'Ancien, fut un sage et une haute autorité du judaïsme pharisien pendant la première moitié du Ier siècle de notre ère, c'est-à-dire au temps de Jésus.

Introduction

Dans mon travail en tant que coach et thérapeute, que je pratique depuis une trentaine d'années, j'ai longtemps été frustré par la lenteur des changements accomplis. Pendant bien longtemps a dominé cette impression que les changements ne pouvaient qu'être très lents, souvent pénibles et douloureux. Je travaillais alors dans une perspective junguienne, en utilisant parfois quelques éléments tirés de la Gestalt Thérapie ou de l'Analyse Transactionnelle.

Tout au début des années 90, plus précisément entre 1989 et 1994, j'eus une occasion tout à fait inattendue de faire une formation en Programmation Neuro-Linguistique (PNL) et en hypnose éricksonienne. Dès que je pus utiliser ces nouveaux outils lors de mes entretiens, les choses changèrent rapidement. Mes clients firent de véritables sauts en avant, vécurent des transformations profondes à peine d'une séance à l'autre. Et les changements demeuraient stables. A n'y rien comprendre. Cela paraissait magique et cet aspect magique avait même déjà suscité, quelques années auparavant, le titre d'un très bel ouvrage sur le sujet[1].

A ce moment-là, je travaillais surtout pour coacher des étudiant(e)s universitaires et du lycée voisin. A part les malheureusement trop connus problèmes de panique aux examens, ces étudiants avaient aussi très fréquemment des difficultés à se motiver, à se concentrer, à se créer un agenda réaliste pour bien organiser leur travail, à rendre les monographies et travaux de séminaires aux dates prévues, à avoir de l'ordre.

Toutes ces questions sont difficilement abordables dans le cadre des thérapies classiques. Et le plus fréquemment, elles ne le sont pas. Je me souviens de cette remarque d'un superviseur :

— Tout le monde a des difficultés à rendre les rapports à temps et traîne pour les monographies. Ce n'est pas nouveau. Sur ce plan-là, autant vous accepter simplement comme vous êtes[2].

Or c'est dans ces domaines particuliers que PNL et hypnose, font des merveilles. Les changements sont rapides et fiables à nonante-cinq pour cent, ce qui est vraiment remarquable remarquable.

[2] *Derrière la magie : La PNL*, Cayrol Alain et de Saint Paul Josiane, InterEditions, Paris 1984.

[3] Déclaration faite lors d'une séance de supervision au milieu des années 1980.

Certes, ce succès — entièrement nouveau et inattendu pour moi — était enthousiasmant. Toutefois, cette nouvelle approche bouleversait aussi très profondément la vision que j'avais alors de la thérapie et de la psychologie. Mais je considérai, malgré tout, ce profond bouleversement comme une belle opportunité de mettre à jour et de renouveler ma manière de penser. Certes, ce n'était pas toujours facile, mais, ma vision du monde s'est considérablement élargie et même, si je puis dire, s'est rajeunie. En tout cas, elle acquit ainsi un nouveau dynamisme.

Last but not least, ces nouvelles possibilités semblaient donner un grand espoir à tant de personnes limitées par d'inutiles souffrances psychiques ou même physiques. Le jeu en valait vraiment la chandelle.

En fait, l'hypnose m'avait déjà fasciné, alors que j'étais encore très jeune. J'avais lu un petit ouvrage de vulgarisation — je devais avoir quatorze ans. J'étais enchanté à l'idée de libérer la mémoire (hypermnésie), de retrouver des souvenirs perdus, de modifier des sensations et des expériences. J'étais subjugué par les possibilités que j'entrevoyais, sans trop bien distinguer alors entre le réel et l'imaginaire. Mais ce n'est que bien plus tard que je découvris la dimension thérapeutique de l'hypnose.

Qu'elle fut médicale ou non, l'hypnose n'était pas très à la mode à la fin des années 50. Son existence était même fréquemment mise en doute. Je lus quelques ouvrages, que je découvris dans des bibliothèques publiques. J'y trouvai des descriptions de cas intéressantes mais, malgré tout, ces livres, n'avaient que peu de contenus applicables concrètement. Des présentations très théoriques, qui allaient empêcher tout lecteur intrépide de se transformer en apprenti sorcier.

Vers la fin des années 60, parut en français une excellente traduction du livre de Leslie M. Lecron, un médecin américain, *L'auto-Hypnose*[1]. Ce livre n'était même pas vendu en librairie ! Il fallait le commander à une agence spéciale de vente par correspondance. Que valait-il ? Était-ce une attrape ? La question se posait. Je tentai ma chance et le commandai. Le risque en valut vraiment la peine.

Ce livre est un ouvrage remarquable, tant par son abondance d'informations, d'astuces, sa clarté, que par son enseignement pratique, pas à pas. Il est d'ailleurs toujours d'actualité. Lecron faisait figure de pionnier à l'époque. C'était une autorité dans le domaine de l'auto-hypnose, qu'il partageait avec le grand public. Son livre est donc un excellent manuel d'auto-hypnose, apte à résoudre bon nombre de problèmes personnels.

Puis les années ont passé… jusqu'à cette découverte soudaine que je fis de la PNL et de l'hypnose éricksonienne. Durant ma formation, l'enthousiasme que j'éprouvai durant mon adolescence revint en force. J'avais bouclé une boucle et je continuais ma route. J'eus l'occasion, grâce à la généro-

[1] L'auto-Hypnose, Sa technique et son utilisation dans la vie quotidienne, de Leslie M. Lecron, Editions Ramõn F. Keller, Genève 1966.

sité de l'enseignement de l'Institut Ressources[1] en Belgique, de rencontrer de grandes figures de la PNL, dont Robert Dilts, David Gordon, John Grinder et Gianni Fortunato (ce dernier venant de l'Institut de PNL italien), et quelques autres encore. Tous avaient été des étudiants d'Erickson et, à l'époque, c'était un véritable privilège de pouvoir les rencontrer et travailler avec eux.

Je venais ainsi de découvrir — et sans le faire exprès ! — que l'âge adulte est peut-être la meilleure période de la vie pour actualiser et réaliser les rêves de notre adolescence.

Le présent ouvrage constitue une approche graduelle de ce monde éricksonien. Il est délibérément écrit dans un langage qui soit le plus proche possible du langage de tous les jours, tout en demeurant toujours précis et rigoureux — ceci sans oublier le sens de l'humour, qui a toujours accompagne Milton Erickson.

Enfin, la présentation de la pensée de Milton Erickson est tissée de métaphores, comme nous aurons tout le temps de le voir plus loin. Pour des raison de clarté, j'aimerais préciser de quelle manière cet aspect de sa pensée sera considéré tout au long de l'ouvrage car, encore actuellement, il reste très difficile de donner une définition claire et non ambiguë de l'hypnose ou de savoir jusqu'où vont ses possibilités. Par conséquent, toutes les descriptions du psychisme humain données plus loin ne sont pas nécessairement vraies, au sens littéral du terme, mais constituent des descriptions aussi exactes et aussi fines que possible de ce que nous vivons à l'intérieur de nous-mêmes. Ce sont des « cartes de géographie ». Rien n'est à prendre au pied de la lettre[2].

Ce livre se divise en trois parties. Les quatre premiers chapitres constituent une partie théorique ; celle-ci présente des modèles et des processus inspirés d'Erickson et de sa manière de travailler.

Les chapitres V à X (qui constituent la deuxième partie) explorent l'utilisation de l'hypnose dans un large éventail de situations concrètes. Il y est non seulement question de santé physique et de thérapie, mais aussi d'apprentissages et de développement personnel.

Le chapitre XI, qui constitue à lui seul la troisième partie du livre, comprend une introduction théorique et pratique à l'auto-hypnose. C'est le laboratoire dédié au lecteur.

---

[1] Voir le site Internet de Ressources : www.ressosurces.be.

[2] L'expression « La carte n'est pas le territoire » est la notion fondamentale sur laquelle se fonde La Sémantique générale d'Alfred Korzybski. L'idée maîtresse de la sémantique générale tient en ce que tous nos discours sur l'univers, sur quoi que ce soit se ramènent toujours à des approximations sujettes à être améliorées. Ainsi, ce que nous appelons les lois de la nature, telles que nous les connaissons actuellement, ne sont pas des lois en soi, mais les meilleures approximations que nous puissions faire aujourd'hui concernant ce qui se passe dans ladite nature. Cet axiome est aussi un axiome fondamental de la P.N.L.

Le chapitre I s'ouvre sur une vue générale de l'univers d'Erickson. Le cadre est donné, avec ses particularités, ses points saillants, et montre, au travers de quelques anecdotes, comment Erickson devint l'homme qu'il fut.

Le chapitre II décrit les grands traits d'une modélisation éricksonienne efficace et relativement simple à utiliser. Vous y trouverez une vision originale du psychisme humain, qui ouvre des perspectives nouvelles, prometteuses et inattendues. Les concepts présentés dans ce chapitre sont fondamentaux et possèdent naturellement de grandes vertus métaphoriques.

Une bonne représentation visuelle permet d'en saisir immédiatement le sens et la structure. C'est un avantage indéniable. Quand une image forme un tout cohérent, on trouve plus aisément un langage approprié pour la décrire, ce qui est un grand avantage.

En effet, apprendre des processus par cœur, comme des scripts, ne donne que des résultats médiocres et la spontanéité est perdue, alors qu'elle constitue un ingrédient fondamental de la démarche éricksonienne. Tout ce matériel ne sera vraiment utile que dans la mesure où il sera utilisé de manière créative et spontanée.

Les chapitres III et IV décrivent une grande panoplie de processus, des outils d'exploration et de transformation. Ces deux chapitres sont les plus didactiques du livre.

Une bonne connaissance de ces chapitres favorisera la compréhension des suivants, qui décrivent l'utilisation de ces processus, dans des situations concrètes précises. C'est la raison pour laquelle il est vivement recommandé de lire les chapitres dans l'ordre.

Commençant la deuxième partie, le chapitre V est consacré à la libération du passé. Lorsque des traumatismes du passé limitent les possibilités du présent, c'est-à-dire quand le présent est dominé par le passé, la liberté de la personne est restreinte. Mais, lorsqu'un travail a été fait et que le présent n'est plus subordonné au le passé, ce même présent reprend vie et l'avenir est libre.

Le chapitre VI explore le rôle de l'hypnose comme support dans le réapprentissage de la marche ou dans le recouvrement d'autres facultés physiques.

Le chapitre VII aborde l'usage de l'hypnose dans les maladies physiques. Le soutien que l'hypnose peut procurer dans ces situations est totalement indépendant du fait que la maladie soit psychosomatique ou non. Il s'agit plutôt d'améliorer le bien-être et le confort de la personne, de diminuer des symptômes ou l'intensité de la douleur. Ce soutien favorise naturellement la guérison.

Le chapitre VIII est consacré au développement de ressources permettant d'apprendre plus rapidement et avec une plus grande aisance. L'apprentissage accéléré vaut tout autant pour la conduite automobile, la maîtrise d'une langue étrangère ou l'amélioration des performances au basket.

Le chapitre IX traite de questions et d'approches plus particulières, telles qu'atteindre son poids optimal (et le conserver), se libérer de l'addiction au tabac, intégrer le contenu des rêves, jouir d'un meilleur sommeil, etc.

Le chapitre X examine des questions qui n'ont pas trouvé place ailleurs. Grâce à sa structure sans contenu, notre modèle permet d'explorer tout type de situations ou de circonstances. Sont présentés ici quelques exemples insolites, dont les notions de réincarnation et de vies antérieures.

Ces questions sont actuellement dans l'air du temps et elles méritent d'être prises en compte. S'y intéresser ne réclame aucune adhésion à des croyances particulières. Il s'agit simplement d'explorer des points de vue importants et signifiants pour certaines personnes, et qui sont d'ailleurs aussi intéressants en eux-mêmes.

Enfin, le chapitre XI — qui constitue à lui seul la troisième partie — est dédié à l'utilisation et aux possibilités de l'auto-hypnose. On y apprend à dialoguer avec sa propre partie sage et à explorer plusieurs possibilités de travail à faire avec soi-même. La liste des possibilités présentées est loin d'être exhaustive.

L'Epilogue met l'hypnose éricksonienne en perspective, dans l'ensemble des démarches thérapeutiques actuelles ; il tient particulièrement compte de la manière dont elle se situe par rapport à la connaissance de soi. En effet, la connaissance de soi fut longtemps considérée comme la clef de voûte de toute thérapie. La connaissance de soi libérerait et guérirait. « Je suis guéri(e), car j'ai compris mon problème ». Or, on sait maintenant que cette perspective est le plus souvent démentie. Il ne suffit pas de comprendre pour guérir et changer, mais il est nécessaire de vivre une ou des transformations qui vont bien au-delà des mots, de la pensée et de la réflexion.

La vie est une expérience, qui va bien au-delà de nos idées, de nos croyances et de nos compréhensions. Nous y participons avec nos cinq sens, nos sentiments et nos émotions, et non seulement avec notre esprit. Sans cesse, elle nous porte en avant et nous transforme.

L'écrivain français Blaise Pascal affirmait que l'homme est comme un roseau, certainement le plus faible de la nature, mais un roseau pensant[1]. Pascal met donc l'accent sur la pensée.

Comme en miroir, les penseurs orientaux considèrent tout être vivant comme un être sensible. Peut-être arrivons-nous sommes à un point où — en tant qu'individus et en tant que civilisation — nous avons tout intérêt à intégrer et équilibrer ces deux points de vue apparemment opposés qui, ensemble, peuvent nous relier à des dimensions bien plus vaste du monde.

7. Blaise Pascal, Pensées.

Avertissement

Dans l'écriture de ce livre, le choix fut fait de présenter les choses telles qu'elles sont, sans rien cacher, même si l'hypnose est un sujet sensible. Lorsqu'un sujet est considéré comme sensible, il arrive que l'on utilise un langage voilé, que seul un spécialiste pourra véritablement comprendre complètement.

Je vous considère vous lectrice, lecteur, comme une personne responsable. Vous seul savez dans quelle mesure vous pouvez vous permettre d'utiliser les outils et processus décrits dans ce livre.

Vous êtes donc aussi entièrement responsable de l'usage que vous pourriez en faire. Par conséquent, ni l'auteur, ni l'éditeur ne peuvent être tenus pour responsables d'une utilisation inadéquate de ces outils et processus ou de quelque conséquences malheureuses que ce soit, que vous agissiez en tant que professionnel ou non.

Enfin, l'étude de ce livre ne décerne aucune autorisation que ce soit, à qui que ce soit, de pratiquer l'hypnose. Il est absolument nécessaire que vous ayez une formation adéquate, soit pour la pratiquer, soit pour l'enseigner. Ce livre ne peut en aucun cas être considéré comme un cours d'hypnose.

PREMIÈRE PARTIE

Exploration du territoire et cartographie

Chapitre I

L'héritage de Milton H. Erickson

Un excellent ouvrage sur Milton Erickson s'intitule *Un thérapeute hors du commun*[1]. Pourtant, ce n'est pas seulement en tant que thérapeute que Milton Erickson fut un homme hors du commun. Ce fut un homme hors du commun tout court ! Je désire partager en préambule quelques impressions dominantes qu'il a laissées. Ces quelques brèves impressions donnent un éclairage bref mais précis à propos de la manière d'être d'Erickson et de l'effet qu'il faisait tout naturellement sur les autres.

Milton Erickson était doué d'un sens de l'observation et d'une intuition que criminologues et courtiers en Bourse ont rarement égalée. Fils de paysan, il avait un solide bon sens, concret et terre à terre. Il avait à peu près onze ans, lorsque son père cherchait, en vain, à faire entrer un âne dans un box. Le petit Milton lui demande de le laisser faire ; il va doucement derrière l'âne et tire fermement sur la queue. L'âne se précipite immédiatement dans le box !

Vers l'âge de 17 ans, Milton a une attaque extrêmement grave de poliomyélite. Il est presque entièrement paralysé et ne contrôle plus qu'une seule paupière. Il crée un code et communique avec ses sœurs, une sorte de morse qui utilise les mouvements de cette paupière. Un soir, il entend le médecin dire à sa famille : « Il ne passera pas la nuit ». Grâce à ses sœurs qui connaissent le code, il fait savoir qu'il désire que son lit soit orienté de telle manière à ce qu'il puisse voir l'aube et admirer le soleil levant. Le lendemain matin, Milton contemplera un très beau lever de soleil.

Milton Erickson manifeste une remarquable volonté de vivre. Il semble déjà doué pour communiquer dans les situations les plus extrêmes.

Dans toute cette période de sa vie, où il est presque entièrement paralysé, il va encore développer davantage son sens de l'observation. Il atteindra une finesse d'observation extrêmement subtile. Il reconnaîtra, par exemple, une femme enceinte de deux à trois semaines, grâce à la modification des mouvements de ses bras. En effet, elle adapte déjà les mouvements des bras afin de tenir compte de la forme nouvelle que sa poitrine va bientôt prendre.

Ce sens aigu de l'observation est corrélé à une intuition hors du commun. La subtilité du langage suivra, grâce à un sens inné de la métaphore, qu'il s'agisse de métaphores exprimées au travers d'histoires complètes, de

[1] Jay Halley, Un thérapeute hors du commun, traduction française de Uncommon Therapy, 1973, Edition française Desclée de Brouwer, Paris 1984.

morceaux de phrases, ou d'idées et de notions particulières dont il parsèmera son discours, comme il le dit lui-même. Il raconte fréquemment des histoires dont le sens est tout sauf clair ou qui ne semblent rien avoir avec la situation présente. Mais, les résultats sont là.

La boîte à outils d'Erickson

Jetons un rapide coup d'œil sur les « outils » dont Erickson a fait usage. Le mot outil est pris dans un sens très large ; il s'agit parfois de processus particuliers, parfois d'attitudes et de manières spécifiques d'être ou de parler. Ce sont toutes ces « choses » qui ont un impact dans la relation thérapeutique.

Erickson a joui d'un grand succès. Toutefois, ce ne fut pas un succès universel, au sens où il aurait pu aider n'importe qui. C'est plutôt l'inverse. Il choisissait soigneusement les personnes avec lesquelles il voulait et pouvait travailler ; il lui arrivait aussi de tester très fermement leurs motivations à changer. Il a ainsi demandé à une dame obèse, qui était venue le consulter, de monter chaque jour une longue rampe d'escaliers, bien connue à Phœnix, où l'un et l'autre habitaient. Cette rampe d'escaliers fait au moins 500 marches et se termine au sommet d'une petite colline d'où l'on a une fort belle vue sur la ville. En montant ces escaliers lentement, à son propre rythme, cette tâche ne présente pas de difficultés. La future patiente était libre de prendre tout le temps qu'elle voulait pour grimper cette colline, mais elle devait absolument le faire une fois par jour ; il était convenu qu'elle revienne voir Erickson une dizaine de jours plus tard. Elle n'est jamais revenue.

Erickson savait être très ferme ; c'était aussi un homme autoritaire, attitude qui ne l'a pas empêché d'être aussi très empathique et de travailler avec son cœur. Bien qu'apparemment opposées, ces qualités se complétaient naturellement chez lui.

Par conséquent, il est extrêmement rare qu'Erickson s'oppose directement à ce qu'on lui dit ou fasse des objections pour le plaisir d'argumenter. Il s'accorde avec autrui, écoute avec finesse, ne résiste à rien, mais cherche à mettre en lumière les ressources, si souvent inconscientes, qui apparaissent en filigrane dans le récit du patient. Pour Erickson, toute ressource est un allié. Et la plupart d'entre elles sont d'ailleurs cachées dans les symptômes.

Les changements sont plus authentiques et plus stables, s'ils sont fondés sur les ressources du patient, plutôt que sur des ressources proposées par le thérapeute. Erickson élimine ainsi d'emblée toute possibilité de compétition entre thérapeute et patient. Il ne se sent jamais menacé par ses patients. Il n'en a pas peur et, bien qu'il soit parfois très directif, il sait aussi laisser les choses se faire. Par conséquent, la guérison se personnalise.

Une invitation à la transe

Erickson avait coutume de mettre en transe pratiquement toutes les personnes avec lesquelles il travaillait (non seulement les patients, mais aussi les assistants ou d'autres personnes présentes à la séance), sans nécessairement les en avertir. C'était son style ! Il utilise couramment la confusion verbale. Il raconte des histoires qui n'ont pas de sens mais qui ont l'air d'en avoir, change soudain de niveau de discours ; ses auditeurs cherchent à comprendre alors qu'il n'y a rien à comprendre. La transse s'installe subtilement, l'inconscient est toujours impliqué et actif dans ce type de processus. Voici un exemple :

> *« Pourriez-vous vous souvenir du jour où vous avez commencé à marcher ? Consciemment ou inconsciemment ? Ce fut une si grande étape vers l'autonomie... Vous l'avez sans doute oublié à ce jour mais, quelque part, vous vous en souvenez encore... même clairement. Vous vous en souvenez peut-être consciemment et/ou inconsciemment... Votre inconscient se souvient aussi de la veille du jour où vous avez commencé à marcher... La veille du jour où vous avez commencé à marcher était un jour apparemment comme les autres... puis le changement est survenu, tout soudain, le lendemain... et ce ne fut plus jamais tout à fait la même chose... »*[1]

Engager directement l'inconscient dans les processus de transe ou de transformation revêt une importance capitale chez Erickson. Les ressources du client deviennent spontanément et naturellement actives; le travail se fait ainsi avec une bonne mesure d'autonomie. Le thérapeute initie, mais c'est le client et son inconscient qui font le travail. Le client gardera cette impression très agréable d'avoir participé activement à son traitement et à sa propre guérison.

Les métaphores

L'utilisation abondante des métaphores va dans le même sens. Une métaphore ne s'impose jamais comme un ordre et ne stimule pas forcément la réflexion intellectuelle. Elle encourage le ressenti et les prises de conscience intuitives. Tout en ne s'imposant pas directement, la métaphore se diffuse comme un parfum, elle imprègne l'atmosphère. Tout en ne forçant jamais rien, elle met en route des processus de changement qui vont ensuite se développer d'eux-mêmes.

Voici un exemple relaté quelque part dans l'œuvre de Milton Erickson. Il a des interviews les uns à la suite des autres avec des adolescents délinquants et leur donne des informations et des suggestions concernant di-

[1] Milton Erickson, *Quatre conférences*, voir la bibliographie.

verses possibilités de mettre de l'ordre dans leur vie. Lorsque l'un d'eux arrive, il le regarde fixement et, après quelques instants, lui dit :

> « *Jeune homme, vous allez être très surpris quand votre vie commencera à changer, dans les prochaines semaines* ».

Ses collègues, ainsi que les autres personnes présentes, qui entendirent ces propos, en furent fort perplexes ; chacun se demandait à quoi jouait Erickson, jusqu'à ce que les changements annoncés commencent à se manifester, comme prédit, quelques semaines plus tard, dans la vie du jeune homme.

Les tâches

Erickson avait coutume de donner fréquemment des tâches à ses patients. Des tâches très spécifiques — au sens propre comme au figuré. Le but de certaines d'entre elles ne paraissait pas toujours très clair, en particulier lorsqu'elles étaient métaphoriques. Nous verrons plus loin comment utiliser cette stratégie remarquable grâce à l'aide de l'inconscient.

J'avais relevé, plus haut, la demande qu'Erickson fit à une patiente obèse, de monter chaque jour, pendant un peu plus d'une semaine, une célèbre longue rampe d'escaliers allant jusqu'au sommet d'une petite colline à Phœnix. Or, cette dame ne l'a pas fait. Ce n'est pas un échec. Cette personne a simplement montré ainsi son degré de motivation, à savoir dans quelle mesure elle avait vraiment envie de changer. Pas tellement, semble-t-il.

L'idée selon laquelle les choses ne marchent pas toujours comme on l'espère, et selon laquelle il n'est pas non plus possible de travailler avec n'importe qui, constitue un legs précieux de la sagesse d'Erickson. Il peut y avoir de multiples raisons pour que les choses ne marchent pas. Plutôt que de considérer ces situations comme des échecs (du thérapeute, du client ou encore des deux), il vaut mieux considérer de telles situations comme des opportunités d'apprentissage au lieu de se perdre dans des jugements et des critiques.

Le changement d'histoire de vie

Le changement d'histoire de vie constitue un outil essentiel d'Erickson, mais un outil qu'il n'a jamais vraiment systématisé. Dans la plupart des thérapies classiques, le passé est narré, réinterprété et finalement accepté comme fondement identitaire. On finit par se réconcilier avec ce passé. Il y a là un sens tragique qui implique un certain stoïcisme.

C'est tout le contraire avec Erickson. Il amène des changements subtils mais réels dans l'histoire de la vie de la personne, des changements émotionnels et perceptuels. Le poids du passé perd sa portée. Cette approche particulière constitue le fil d'Ariane de L'homme de février[1].

[1] *L'homme de février*, voir bibliographie.

Cet outil original a largement été modélisé en PNL. Il permet de générer des changements très profonds qui s'intègrent avec une rare élégance. Le changement d'histoire de vie consiste à faire revivre à votre client toute son histoire, de la conception jusqu'au moment présent, avec toutes les nouvelles ressources dont il dispose maintenant, après le travail effectué. Ce processus s'avère approprié, après tout changement ou encore afin de parachever le travail d'une séance tout entière.

Notez bien que le mot « histoire » a ici le sens de l'histoire que l'on raconte (the story en anglais, die Geschichte en allemand). Il ne s'agit donc pas du tout de l'histoire au sens objectif, c'est-à-dire de la description précise de faits, comme un curriculum vitae, que l'on appelle history en anglais et Historie en allemand.

Le changement d'histoire de vie consiste en une expérience et un voyage intérieurs. Il modifie profondément l'histoire émotionnelle et les perceptions que la personne a de son passé. Des événements (conscients ou inconscients) qui avaient été vécus comme extrêmement traumatisants deviennent neutres et ne génèrent plus aucun trouble ni aucune souffrance ou mal être. Des ressources, anciennes ou nouvelles, émergent et enrichissent la vie de la personne. Nous verrons plus loin comment effectuer un changement d'histoire de vie.

Le bien-être du patient

Erickson attachait une grande importance au fait que le travail thérapeutique soit lui-même une source de bien-être pour le patient. L'idée est novatrice, loin d'être évidente au temps d'Erickson. Il est censé avoir dit une fois ou l'autre :

> *« L'hypnose consiste en une transformation intérieure qui se produit chez une personne grâce à la présence chaleureuse d'une autre ».*

De nombreuses méthodes ont été fondées, tout au contraire, sur le courage de se mettre en question, sur l'exigence d'une grande persévérance, afin de tenir bon dans des efforts à très long terme, qui peuvent durer des années.

C'est le cas des analyses freudiennes et junguiennes. Or, Freud et Jung ont eux-mêmes pratiqué l'hypnose au début de leurs carrières. Quoique Freud[1] eût une très grande empathie, il se sentait malgré tout bien plus à l'aise à écouter quelqu'un lorsque ce dernier ne pouvait pas le voir. Jung, de son côté, fut extrêmement choqué par la rapidité des résultats qu'il obtint sous hypnose ; il était loin de s'en réjouir. Au lieu d'y voir une découverte majeure, exceptionnelle, une recherche à approfondir (comme l'ont fait Erick-

[1] Ces propos ont été recueillis lors de colloques et de discussions alors que je travaillais dans un hôpital psychiatrique dans les année 1980.

son et d'autres), il a considéré la voie de l'hypnose comme une solution de facilité, comme une invitation du patient à la paresse. Eût-il réagi positivement, l'hypnose aurait sans doute recouvré ses lettres de noblesse déjà au début du XXe siècle. Mais, pour Jung, ce qui ne s'acquiert pas dans l'effort et le sacrifice ne peut être que superficiel. Il faut vraiment mériter ce que l'on désire. Le bien-être viendra plus tard.

Pourtant, l'hypnose fut utilisée avec succès tout au long du XIXe siècle dans des domaines variés, parmi lesquels soigner des problèmes psychiques, traiter des addictions à l'alcool, au tabac et à d'autres drogues, sans oublier les anesthésies en chirurgie. William James[1], parmi d'autres, la mentionne avec enthousiasme dans son célèbre ouvrage, malheureusement trop méconnu en Europe : The Varieties of Religious Experiences. En Français : L'expérience religieuse: Essai de psychologie descriptive. L'œuvre de William James est d'ailleurs l'un des principaux fondements de la psychologie positive née en Amérique.

Erickson, un homme de son temps

Milton Erickson avait souvent coutume d'imposer son propre système de valeurs à ses patients. Si de très nombreuses personnes, parmi ses patients, ont vécu des guérisons remarquables et parfois très surprenantes, un grand nombre d'entre eux aussi se sont mariés et ont créé une famille nombreuse… selon le modèle de la famille Erickson…

Sur ce point, les modélisateurs d'Erickson prennent la plupart du temps une autre approche. Au lieu d'avoir une vue de ce que devrait être le style de vie du patient une fois guéri, on veillera plutôt à repérer ses valeurs, à les respecter pleinement, en évitant toute pression qui pourrait en imposer d'autres. C'est aussi une ressource de la Programmation Neuro-Linguistique. Il me paraît important de travailler dans le respect entier de la liberté du client, et de la sienne propre aussi. Personne ne doit endosser des valeurs qui ne lui conviennent pas. Au contraire, c'est en étant honnête avec nous-même, en sachant préserver notre autonomie, que nous utiliserons au mieux l'héritage de Milton Erickson.

On peut définir quelques grands principes déontologiques ou éthiques, qui sont valables tout à la fois en PNL et en hypnose éricksonienne, en ces termes :

- Est-ce que ça marche ?
- Si ça marche, est-ce que cela peut nuire de quelque manière que ce soit à l'intégrité de la personne traitée ou à quelqu'un d'autre, y com pris le thérapeute lui-même ?

[1] Auteur d'un ouvrage très connu et toujours très populaire aux États-Unis : *The Variety of religious experiences*. Détails dans la Bibliographie. Réédité et publié en français par Mon Autre Librairie, à partir du texte des Editions Alcan, Paris 1906, sous le titre : Les formes multiples de l'expérience religieuse. Essai de psychologie descriptive.

Il y a quelques années, j'eus affaire à une personne qui refusait de travailler sur des souvenirs douloureux. Ces souvenirs étaient conscients, et le refus d'y toucher tout aussi net et délibéré.

— Puis-je vous demander ce qui motive votre décision ?

— Bien sûr. Si je vais mieux sur ce point et, en plus, grâce à des moyens faciles, comme ceux que vous me proposez, cela voudra dire que mon problème n'était pas si grave après tout. Cela fera la part trop belle aux personnes qui ont créé cette situation. Jamais !

— Bien sûr, je vous comprends.

— Et qu'en pensez-vous ?

— Vous choisissez comment vous désirez vivre. Je ne peux pas, et même si je le pouvais, je n'aurais pas à décider à votre place — ce que vous ne voudriez absolument pas, d'ailleurs !

— Exact !

— Suivez donc votre voie intérieure, votre choix ; je les respecte pleinement. Je ne désire en aucun cas vous imposer quoi que ce soit contre votre gré. Cela n'aurait pas de sens et serait contraire à tout ce que nous avons fait jusqu'à présent.

Cette personne est revenue me voir quelques années plus tard. Durant toute cette période, elle a cherché comment cultiver son bien-être, tout en préservant ses blessures et ses rancœurs. Lorsqu'elle eut compris qu'elle ne pouvait pas garder ses blessures et être heureuse en même temps, elle est revenue me demander de faire le travail qu'elle avait refusé auparavant. Ce fut extrêmement libérateur. C'était alors sa propre demande.

La PNL — un autre héritage éricksonien

Pour rappel, la PNL constitue un ensemble d'outils très flexibles et polyvalents, qui permettent de résoudre une grande variété de problèmes, et surtout de modéliser un très large éventail de qualités et de talents.

La PNL a d'abord été reconnue pour son efficacité thérapeutique assez époustouflante. En quelques séances seulement, et même parfois en une seule, il est possible d'éliminer certaines phobies et des blocages qui semblaient indépassables. C'est grâce à ces succès qu'elle a acquis ses lettres de noblesse.

Mais la PNL constitue surtout un excellent outil de modélisation. La possibilité de modéliser des talents et activités extrêmement variés ouvre autant de perspectives que l'on peut en imaginer, sinon plus. Modéliser l'excellence de personnes remarquables, dans leurs domaines propres, enseigner ces mêmes modèles à d'autres personnes en les adaptant, crée un flux d'échanges dynamiques et de savoir-faire quasi illimités.

Dans le travail d'Erickson apparaît aussi un sous-modèle qui a été généralisé en PNL, à savoir « le modèle des parties internes ». Chaque école psychologique semble avoir créé un ensemble de parties internes, suivant son orientation. Ainsi, le Moi, le Ça et le Surmoi nous viennent de Freud ; la Persona, l'Anima, l'Animus, le Sage et l'Ombre portent tous une marque junguienne, tandis que l'Enfant, le Parent et l'Adulte constituent des personnages-clefs de l'Analyse Transactionnelle.

La PNL a repris le principe de ces concepts pour le généraliser. On parle tout simplement de « parties internes ». Nous y reviendrons plus loin, en considérant le rôle d'outil de traduction que la PNL a joué dans les premières modélisations de Milton Erickson.

La générosité d'Erickson

Erickson s'est souvent montré très généreux avec ses patients, ses assistants et ses étudiants en médecine. Il a donné beaucoup de temps, de conseils et de soutien sans rémunération ; toutefois, cette aide était parfois « remboursée » par un autre service rendu. Aux infirmières ou étudiants en médecine qu'il avait aidés, il demandait fréquemment en retour de l'accompagner et de l'assister en participant à d'autres traitements, ce qui était pour eux un bénéfice supplémentaire.

C'est ainsi qu'est conçu le traitement de la jeune femme dont le parcours est relaté dans L'homme de février[1]. Erickson aimait à créer des situations à caractère mutuel, où donner et recevoir devenait spontanément la règle, sans qu'on ait nécessairement besoin d'en parler. Il avait une liberté remarquable, la question ne se posait même pas de savoir s'il rompait avec une règle classique ou non. Sachant que le message passerait mieux ainsi, il a même écrit des lettres à des chiens ! Mais au bout du compte, ce sont les patients — c'est-à-dire les propriétaires des chiens — qui lisaient les lettres et commençaient à changer !

Un pionnier

C'est ainsi qu'Erickson apparaîtra comme l'un des pionniers, le premier pionnier des thérapies brèves. Son travail et son approche ont permis de dépasser l'a priori selon lequel le travail thérapeutique doit forcément être long, difficile sinon douloureux, et doit s'effectuer dans des cadres rigides. C'est une percée majeure au sein des croyances collectives limitantes caractéristiques de son époque, croyances qui règnent parfois encore aujourd'hui.

La liberté, dont Milton Erickson use de manière bienveillante a ceci de remarquable : elle est foncièrement spontanée, mais elle ne s'inscrit jamais en rébellion contre une autre approche. Elle est naturelle. Erickson, sans le faire exprès, met en route d'importants changements de paradigme, dont on voit actuellement les fruits, mais il ne se pose jamais en juge ni ne se conduit en révolutionnaire. Ainsi traverse-t-il, élégamment, discrètement, en demeurant presque invisible, toutes les discussions d'école, qui ont fait

[1] op. cit.

rage concernant les doctrines, le financement des thérapies, la longueur des séances, etc. Lorsqu'on travaille dans l'esprit d'Erickson, on n'y pense même pas.

Observer et laisser être...

Milton Erickson n'a jamais créé de théorie comme l'ont fait la plupart des autres innovateurs en psychologie et psychiatrie. Il existe ainsi une pensée freudienne, une pensée junguienne, une pensée adlérienne ou encore d'autres, mais aucune pensée éricksonienne. En d'autres termes, Erickson n'a jamais créé une école, c'est-à-dire un système de pensée auquel thérapeutes et clients devraient adhérer et s'adapter, comme cela se fait ailleurs. Le « fonds de commerce » de Milton Erickson, c'est l'observation fine et précise de la personne, le repérage des ressources qu'elle possède, mais a perdues de vue ou oubliées, et enfin sa propre créativité, laquelle va lui permettre de découvrir des chemins pour se reconnecter à cette richesse intérieure, tout en préservant ce qu'elle possède déjà.

Idéalement, le « traitement » s'adapte à chaque personne. Il est entièrement personnalisé Erickson crée un parcours spécifique pour chacun, tout comme un maître tailleur confectionne un vêtement unique pour chacun de ses clients.

Un inconscient amical et bienveillant

Lorsque Milton Erickson, parle de ce qu'il nomme « inconscient », le mot ne signifie rien d'autre que ce qu'il dit. L'inconscient, c'est cette réalité qui ne nous est pas consciente, et que nous ne pouvons appréhender que de manière indirecte. Nous ne savons même pas si l'inconscient est conscient de lui-même, s'il a une conscience propre ou non. Il semble parfois que ce soit le cas, mais on n'en est de loin pas sûr.

Selon la tradition américaine de la fin du XIXe et du début du XXe siècle, l'inconscient était considéré comme une réalité positive, orientée vers la vie, et n'avait, dans ce contexte, rien à voir avec le Ça de Sigmund Freud ou l'inconscient réactif, compensateur de C.G. Jung. L'inconscient éricksonien tend vers la vie, prêt à fournir tout le soutien et les ressources nécessaires à l'équilibre, à une meilleure santé ou encore à une guérison.

Dans l'approche éricksonienne, tout comme dans d'autres approches datant d'avant Erickson, on a su compter sur l'inconscient et on l'a d'emblée considéré comme allié et comme source véritable de toute amélioration, de toute croissance et de tout épanouissement.

Nombreuses sont les modélisations de Milton Erickson réalisées grâce aux outils de la PNL. Ce livre en est une. Ces modélisations tient nous permettent de travailler dans un état d'esprit proche de celui d'Erickson, sans avoir à refaire personnellement tout un parcours de vie comme le sien !

Chapitre II

Approche générale

Pour bien comprendre l'approche éricksonienne, des connaissances de base en PNL peuvent être utiles, mais ne sont pas nécessaires. Les applications pratiques et détaillées, qui seront présentées plus loin, permettront de saisir le détail des fonctionnements de processus variés ; il sera ainsi plus facile de voir comment s'en inspirer et les appliquer.

Nous tiendrons compte de ce qui se passe lorsque les résultats attendus n'ont pas lieu. Dans cette perspective, Bandler et Grinder ont montré qu'un modèle, c'est-à-dire la carte d'un territoire, aussi précise qu'elle soit, ne décrit jamais complètement ce territoire. Modèles et cartes ont toujours des « trous », car il y a toujours des éléments qui ne sont pas ou mal représentés. Ainsi, le meilleur des processus peut-il ne jamais fonctionner dans certaines circonstances. Souvenons-nous bien que Milton Erickson ne guérissait pas n'importe qui n'importe comment. Il savait gérer ses propres limites.

Une vision globale

Notre modèle veut autant que possible considérer l'ensemble des caractéristiques de la pratique d'Erickson.

Premièrement, l'usage des métaphores, et particulièrement des micro-métaphores est très abondant, sinon omniprésent. Comme tout un chacun n'est pas forcément doué pour « métaphoriser » aussi naturellement que le faisait Erickson. Il sera donc fort utile de développer cette capacité.

Nous retrouvons également les tâches éricksoniennes et les changements d'histoire de vie. Ces outils, tout comme les métaphores, sont utilisés couramment comme chez Erickson.

Du fait que notre modèle est un modèle ouvert, il est toujours possible de l'améliorer, de le rendre plus vaste et de l'enrichir grâce à de nouvelles explorations, comme nous le verrons plus loin[1]. Cette ouverture est typiquement éricksonienne. Mon propre modèle de travail s'est d'ailleurs considérablement enrichi et diversifié, tout au long de mes nombreuses années

[1] Voir par exemple les notions de « libertés essentielles » ou de « motivations de vie » au chapitre III.

de pratique. Tout comme ceux de la PNL, ces modèles éricksonniens sont auto-génératifs. Le fait de les étudier, de les utiliser génère spontanément de nouveaux savoirs et de nouveaux savoir-faire.

Dans les formations en PNL et en hypnose, l'apprentissage se joue au moins sur trois niveaux. Les données conceptuelles et théoriques fixaient un cadre et un espace de travail au niveau conscient. Un enseignement conscient et inconscient de l'art de la métaphore s'est réalisé en sourdine, ou en filigrane, alors que la pratique de transes diverses permettait d'intégrer l'ensemble, de manière à développer des capacités naturelles et spontanées d'utiliser les processus de manière appropriées. Les cours constituèrent un terrain fertile pour expérimenter des transes et résoudre des problèmes et des blocages qui, chez les uns et les autres, faisaient obstacle à une pratique professionnelle de qualité.

Les présentations des structures et des processus qui suivent sont descriptives. Les détails techniques et pratiques sont abondamment décrits dans les chapitres suivants. Ils seront également concrétisés par des exemples précis.

Une représentation particulière du psychisme humain

Notre modèle part de la représentation classique et bien connue de la psyché, imaginée comme un iceberg. Une partie émergée — un dixième — et cette partie constitue cette fleur apparemment fragile qu'est la conscience. Une seconde partie immergée — les neuf dixièmes restants — constitue ce qu'on appelle l'inconscient, c'est-à-dire tout ce qui n'est pas conscient. Cette métaphore implique que pour tout ce qui se trouve au-dessus, seule la partie émergée est visible, alors que pour tout ce qui se trouve au-dessous, seule la partie immergée est visible. Du point de vue cognitif, il y a une rupture fondamentale qui rend impossible de voir simultanément les parties émergée et immergée.

A ce modèle classique vient s'ajouter une autre instance qui va lui donner une dimension et une perspective nouvelles. Cette troisième instance est métaphoriquement représentée par un « œil ». Cet œil est extérieur à l'iceberg, il le contemple. Il voit l'iceberg dans sa totalité. Il voit tout à la fois ce qui se passe dans la partie émergée, dans la conscience, et ce qui demeure dans la partie immergée, c'est-à-dire l'ensemble des phénomènes et processus non conscients. Cet œil contemple donc la totalité. Sa vision, sa perspective transcende tout antagonisme, ainsi que l'opposition apparemment irréductible entre conscient et inconscient. Cette troisième instance pourrait représenter de nombreux aspects du fonctionnement du cerveau dont nous soupçonnons vaguement l'existence, mais que nous comprenons mal et dont, semble-t-il, nous ne savons pas bien nous servir, pour le moment du moins.

Cette notion d'œil, cette idée d'une partie de soi infiniment sage, se retrouve dans de nombreuses traditions spirituelles où elle porte de nombreux noms. Elle rappelle la notion d'allié dans la spiritualité des peuples premiers. Elle rappelle aussi la notion du Soi (dans le bouddhisme, l'hindouisme ou encore chez C.G. Jung). On peut ainsi parler du Sage, du Christ intérieur, du Guide, du Moi Supérieur, de l'Etincelle de Bouddha, et j'en passe...

Il est cependant important que l'on ne se fasse pas une image fantaisiste de cette instance intérieure, comme une sorte de magicien de rue qui obéirait à nos caprices. Le Trickster, archétype junguien, n'a rien à voir ici. La partie sage est proche du sacré. On veillera donc à qu'aucun client ne fasse de confusion par rapport à sa partie sage.

Les trois instances

Avant d'aller plus loin, examinons brièvement ces trois parties, c'est-à-dire :

1. La partie émergée, à savoir la conscience habituelle de veille,
2. La partie immergée, à savoir ce qui est non conscient,
3. La partie sage, — l'œil qui voit et qui contemple tout sans jugement.

Nous sommes tous familiers avec la partie émergée, c'est-à-dire notre conscience de veille, laquelle est toujours plus ou moins claire, selon notre degré de repos, de fatigue ou de stress. La conscience de veille fait une distinction absolue entre une expérience imaginée (ou imaginaire) et une expérience dite réelle. L'expérience réelle, qui est physique, peut être filmée et enregistrée. C'est là notre enracinement dans le monde physique, car ce type d'expérience se distingue toujours du souvenir, du rêve ou de l'imaginaire. La distinction est absolue, mais peut devenir floue dans des cas de maladies mentales.

L'inconscient (la partie immergée) fonctionne différemment. Il ne fait pas de distinction entre une expérience considérée comme réelle, au sens physique du terme, et une expérience dite imaginaire. Si vous avez demandé à votre client d'imaginer, sur une étagère ou sur votre bureau, un petit chat orange, aux oreilles violettes aux pattes blanches et aux moustaches argentées, cette expérience fera désormais partie de son histoire personnelle — et de celle de toute personne lisant ces lignes ! Peu importe que cette petite histoire soit considérée comme intéressante, amusante, stupide ou neutre. Ce mécanisme permet de générer de nouvelles ressources et même de créer de nouveaux souvenirs dans le cadre d'un changement d'histoire de vie.

Cette métaphore n'a pas été racontées juste pour amuser le lecteur (encore que...). Elle fut construite, au cours d'un séminaire, pour induire une mini-transe, afin de faciliter la capacité de visualiser chez une participante. Cette participante a très bien vu le chat, surtout au moment où est allé vers elle afin de griffer gentiment ses collants ! Elle voulait le chasser, et pour le chasser, il fallait bien qu'elle le voie ! Elle a ensuite continué à visualiser tout naturellement.

Votre partie sage est capable d'accomplir une grande variété de tâches très complexes, des tâches psychologiques, physiologiques et même physiques. Ce travail s'effectue souvent avec aisance et rapidité, car notre partie sage est constamment orientée vers la vie. C'est elle qui, par exemple, met immédiatement et spontanément en route les processus complexes de cicatrisation, lorsque nous nous coupons au doigt en épluchant des carottes ou des patates.

Last but not least, notre partie sage comprend le langage courant, dans sa globalité, y compris les négations, contrairement à l'inconscient. En outre, elle dispose d'une mémoire gigantesque et extrêmement fiable concernant tout ce que la personne a vécu. Ne la considérez pourtant jamais comme omnisciente ou infaillible.

Communiquer avec l'inconscient

Voyons comment la partie sage va pouvoir servir d'intermédiaire et d'interprète entre les différentes instances qui « constituent » la personne, et ensuite accomplir des tâches, générant ainsi les meilleurs changements possibles pour cette personne.

La partie sage du client communique en premier lieu avec le client lui-même, qui peut lui poser des questions ; elle communique simultanément avec son inconscient et communiquera ensuite avec le thérapeute. Le sujet apprend donc à connaître sa propre partie sage, qui lui apparaît comme une image réaliste ou symbolique.

Il est relativement facile de créer un système de signaux idéomoteurs, par exemple des mouvements « honnêtement inconscients » des doigts, afin de disposer d'un outil de communication simple et non ambigu. La communication avec la partie sage est donc toujours de type binaire, avec des réponses oui/non.

Un autre type de signaux binaires fonctionnent tout aussi bien. Il consiste en des modifications spécifiques de l'image qui représente la partie sage. Une partie de l'image, ou l'image tout entière, se modifie ou change d'aspect pour donner des signaux oui et non. Un être vivant tourne la tête ou change de position, tandis qu'un monument est vu au lever ou au coucher du soleil par exemple. Sans parler de cette personne qui voyait des feux de circulation rouge et vert.

Quand le sujet découvre qu'il peut dialoguer facilement avec sa partie sage, il a fréquemment un sentiment de confiance, parfois d'émerveillement. Et aussi une impression de doute. Il se demande si les signaux sont bien réels ou s'ils sont le fruit de son imagination, ou un improbable mélange des deux. C'est un moment délicat. Il est important de l'amener à se sentir bien à l'aise avec cette nouvelle expérience. Les signaux s'automatisent rapidement. Ils permettent non seulement de poser des questions binaires pour avoir des informations, mais également de demander à la partie sage d'accomplir des tâches spécifiques. Nous y reviendrons plus loin, puisque c'est là le cœur de l'hypnose éricksonienne telle que nous la présentons dans ce livre.

Amorcer le dialogue avec la partie sage

On commence par demander à la partie sage si elle est d'accord de dialoguer. On part du principe que rien n'est imposé. Une réponse NON, ce qui est très rare[1], constitue une occasion particulière d'affiner la communication. On pourra ainsi prendre en compte l'ensemble des résistances et réticences que le patient, ou son inconscient, pourrait avoir quant au travail thérapeutique. Dans cette perspective, la communication entre sujet, partie sage et thérapeute pourra se dérouler dans un esprit de confiance. L'exemple suivant décrit le pas à pas du processus. Aidez votre client à créer une image aussi subjectivement réelle que possible.

Dans l'ensemble des descriptions de dialogue avec la partie sage, nous utiliserons les conventions suivantes : TH = thérapeute ; CL = client ; PS = partie sage. Nous préférons dire client plutôt que patient, vu que le thérapeute éricksonien ne « soigne » pas la personne qui vient le voir mais, au contraire, lui donne les moyens d'effectuer elle-même des changements qui viendront de l'intérieur, c'est-à-dire de sa propre richesse cachée et oubliée.

Première partie : Démarrer le dialogue (1)

TH : Veuillez s.v.p. choisir une image qui puisse représenter votre PS, ou laissez spontanément venir une ou plusieurs images qui vont dans ce sens.
CL : Je ne vois rien !
TH : C'est normal. Laissez le temps...
Cl : Oh ! Le chien de mon enfance !
TH : Comment était-il ? Pourriez-vous le décrire un peu ?
Il décrit son chien et, au fur et à mesure qu'il en parle, l'image du chien devient plus réelle et plus stable.
TH : Ce chien, pourrait-il représenter votre partie sage ?
Cl : Je n'y avais pas pensé. Pourquoi pas ? Il avait du flair...
TH : Voyons s'il est d'accord. Comment ce chien pourrait-il « dire » OUI ?
CI : Il est assis et me regarde en penchant la tête sur le côté.
TH : Et comment pourrait-il vous dire NON ?
CL :Il se couche et regarde ailleurs.
TH : Est-il d'accord de dialoguer avec vous ?
CL : Il dit OUI.
TH : Remerciez-le sincèrement pour cela et pour tout ce qu'il fait pour vous.
CL : Okay [...] c'est fait.

[1] Il est quelques fois arrivé qu'une partie sage refuse absolument d'entrer en dialogue tant qu'elle n'eût pas reçu l'assurance que le travail soit effectué uniquement et strictement inconsciemment. Il s'agissait de situations où la personne avait subi des traumatisme très violents, fréquemment d'ordre sexuel.

TH : Demandez-lui maintenant s'il est d'accord de dialoguer aussi avec moi.
CL : OUI.
TH : Merci de ta confiance, partie sage.

Alors que le client flotte encore dans cette atmosphère agréable qui suit le premier dialogue avec sa partie sage, c'est le meilleur moment pour faire une toute première expérience. Ce client désirerait-il modifier son état d'esprit, être plus détendu, avoir l'esprit plus vif, se sentir tranquille pour les « quelques heures qui suivent » ? Il est très important que le client comprenne qu'il s'agit seulement d'une expérience, d'un test et non d'un travaille sur un problème précis.

C'est la raison pour laquelle le changement proposé n'est suggéré que pour quelques heures seulement. En effet, ce changement n'est probablement pas totalement écologique et, s'il ne dure que quelques heures, il ne créera pas de perturbations. Mais la personne fait une expérience nouvelle et voit par elle-même que le changement est possible.

Le fait de vivre cette petite expérience crée une plus grande confiance entre la personne et sa partie sage. C'est aussi un remarquable pont vers le futur. Ainsi, un apprentissage dense et une orientation bien précises se mettent en place spontanément et en quelques instants seulement.

Seconde partie : Faire un test avec la partie sage (2)

TH : [à son client] : ...Ainsi, qu'est-ce que vous désireriez changer, vivre autrement, juste dans les quelques heures qui suivent ? Une petite chose, un état d'âme, mais pas un problème ?
CL : J'aimerais être un petit peu plus détendu.
TH : Demandez à votre PS si elle est d'accord de le faire, pour quelques heures.
CL : Elle est d'accord.
TH : Bien. Afin de simplifier le dialogue, voudriez-vous s.v.p. demander à votre PS si elle serait d'accord de communiquer directement avec moi ? Assurez-la que je respecterai toujours son veto.
CL : Elle est tout à fait d'accord.
TH : Okay, PS de [_____ prénom], je te remercie de ta confiance. Afin de faire vivre à [_____ prénom] une expérience de détente, veuille lister toutes les ressources positives, saines et constructives dont il (elle) a besoin.
TH : s'adresse à [_____ prénom] et à sa PS pour leur donner quelques explications :
Une ressource consiste en quelque chose que l'on sait faire, que l'on peut ressentir, en une croyance ou en tout autre atout positif, sain et constructif. La PS fait vivre à la personne des expériences qui demeurent strictement inconscientes, qui sont très concrètes et grâce auxquelles les ressources sont créées. Ces expériences peuvent être de tout ordre, comme celles du monde physique, d'un conte, d'un monde de science-fiction ou autre chose encore.

TH s'assure ensuite que le message est bien clair autant pour son client que pour la partie sage de ce dernier.
TH : Okay. PS, imagine la liste de toutes les ressources positives saines et constructives dont [_____ prénom] a besoin pour se sentir un peu plus détendu pendant quelques heures. Donne-nous un OUI quand tu disposes de cette liste de ressources.
PS : OUI.
TH : Maintenant, fais vivre à [_____ prénom] toutes les expériences nécessaires afin qu'il dispose de ces nouvelles ressources. Donne-nous un OUI quand tu commences et un OUI lorsque tu as terminé.
PS : OUI [...] OUI.
TH : Maintenant, PS, active ces ressources afin d'amener [_____ prénom] dans cet état désiré où il se sent plus détendu. Un OUI quand tu commences, un OUI quand c'est fait.
Attendez quelques instants, ne vous pressez pas.
PS : [...] OUI.
TH : Merci, PS. Et maintenant, [_____ prénom], comment vous sentez-vous ? Est-ce que quelque chose a changé pour vous, même très légèrement ?
CL : Je me sens un peu plus détendu... Mais pourquoi seulement pour quelques heures ?
TH : Si cet état était pour vous un état entièrement naturel, vous y accéderiez spontanément, mais ce n'est pas le cas. Vous y maintenir actuellement serait un peu artificiel et non écologique. Soit cela ne tiendrait pas ou vous pourriez développe d'autres symptômes et perdre confiance. Mais puisque vous avez déjà accès momentanément à cet état, vous pourrez le retrouvez lorsqu'un travail plus approfondi sera effectué.

Ces dialogues sont toujours extrêmement respectueux, car ni l'inconscient, ni la partie sage ne sont considérés comme des machines à programmer[1], à l'instar des ordinateurs. Ils doivent au contraire être considérés comme des parties sensibles de la personne. La partie sage a même un droit de veto par rapport aux questions écologiques. Il lui arrive de refuser des questions ou des tâches qui posent problème telles qu'elles sont présentées. Il est nécessaire de voir ce qui fait obstacle, de trouver des solutions alternatives pour réaliser les changements désirés.

Cet usage de la politesse est plus qu'un rituel ou un simple protocole. Il constitue une suggestion métaphorique puissante, qui invite discrètement le sujet à se respecter et à s'aimer lui-même sans le faire exprès.

Mettre une personne en contact avec sa partie sage, lui apprendre à dialoguer avec elle constitue une expérience importante pour elle et en même temps, une élégante induction de transe.

[1] Les métaphores qui comparent le cerveau à un ordinateur ou à une autre machine sont hasardeuses. C'est plutôt le contraire : les machines ne sont qu'un pale reflet du cerveau, pour autant qu'elles le soient.

Transes et inductions

Il y a certainement autant de méthodes d'inductions de transes qu'il y a de personnes pratiquant l'hypnose, ou l'auto-hypnose. Les principes généraux demeurent toujours les mêmes mais chaque thérapeute les utilise à sa propre manière, un peu comme musiciens et compositeurs se servent de la gamme.

Ainsi, on ne peut qu'admirer la finesse des techniques mises au point par Milton Erickson. Il donnait des ordres, racontait des histoires ennuyeuses à mourir, parfaitement absurdes ; il pouvait ne rien dire ou ne rien faire, mais la personne en face de lui allait gentiment dans l'état de transe qu'il désirait.

Lorsqu'on travaille avec la partie sage, on a parfois l'impression de ne pas faire d'induction de transe. C'est apparemment vrai et cette apparence facilite le travail mais, en fait, ce n'est pas le cas. Tout paraît simple et naturel, aussi bien pour le client que le thérapeute. En effet, c'est bien le dialogue avec la partie sage qui ouvre le passage vers la transe. Ensuite, suivant la nature du travail à accomplir, cette transe variera d'elle-même en nature et en profondeur. Si nécessaire, il sera même possible de donner au sujet la liberté de parler lorsqu'il est en transe, tout en approfondissant la transe.

Dans ce cas, l'entrée en transe se fait très vite. Il y a pourtant des personnes qui ont besoin d'inductions plus longues et plus détaillées pour aller en transe. Par conséquent, plus vous connaîtrez de manières d'induire une transe appropriée à la personne, plus vous aurez aussi de choix et de souplesse[1].

L'art de créer des ressources

On appelle ressources des éléments de natures diverses qui permettent de mieux gérer ou de transformer des situations et des expériences difficiles, de résoudre des problèmes, de se libérer de l'impact d'expériences traumatisantes passées, ou encore de faciliter et accélérer l'apprentissage de nouveaux talents. Les ressources sont de nature variée : des comportements, émotions, croyances, attitudes, regard neuf sur une expérience ou un souvenir, sentiment de la présence bienveillante et chaleureuse d'un coach, etc.

Apprendre à parler une langue étrangère, demeurer serein au sein de circonstances tumultueuses et difficiles, voilà des exemples de talents et d'apprentissages réalisables grâce à de nouvelles ressources.

Certaines personnes possèdent des ressources originales et souvent remarquables, mais qu'elles ne peuvent utiliser que dans des contextes très définis et précis. C'est une limitation sérieuse. Tel chante comme un pro sous la douche, mais est complètement figé pour parler ou chanter en public. Non seulement, il n'a jamais pensé à étudier le chant, mais il n'imagine

[1] Nous n'entrerons pas ici dans le détail des processus d'induction, puisque cette étude n'est pas nécessaire à notre propos. Vous trouverez chez Erickson et chez de nombreux autres auteurs des processus d'induction de transe extrêmement variés.

même pas qu'il pourrait prendre au moins quelques cours et qu'il pourrait partager son talent, par exemple chanter à la fête du quartier ou peut-être dans un cabaret.

Bonne nouvelle ! il est possible de rendre une ressource active dans de nouveaux contextes. On dira qu'on la fait migrer vers ces nouveaux contextes.

La plupart des nouvelles ressources sont créées à partir d'expériences vécues ou imaginaires, puisque l'inconscient les considère les unes et les autres comme réelles. Ainsi sont-elles intégrées comme n'importe quelle autre expérience vécue par le sujet.

Certaines personnes très sédentaires, handicapées ou invalides, isolées, disposent fréquemment de ressources restreintes. On pourra leur apprendre à en générer de nouvelles à partir d'événements vus à la télévision. La télévision et le cinéma constituent une énorme réserve d'images, de situations et de scénarios permettant de développer de belles ressources, à côté des rêveries.

Erickson était intéressé par les ressources qu'inspirent l'imagination et la science-fiction. Il a exploré en particulier les distorsions temporelles et le temps imaginaire, le voyage dans le temps. Ces ressources particulières trouvent des applications pratiques dans les apprentissages, l'accélération des processus de cicatrisation, la reconstruction d'un os après une fracture ou encore la transformation d'expériences passées difficiles.

Il y a aussi un grand réservoir de ressources qui, après avoir joué un rôle vital et de première importance durant l'enfance, semblent s'endormir ou s'effacer. Ce sont en particulier les ressources qui nous ont permis d'apprendre à marcher ou de maîtriser rapidement notre langue maternelle. Les petits enfants ont une grande envie d'apprendre et une immense faculté d'émerveillement. Ils ont aussi la faculté de s'exercer, de refaire un geste autant de fois qu'il le faut afin de maîtriser un apprentissage. Ils le font sans se décourager ou se juger incapables après un certain nombre d'essais, comme cela arrive avec les « grandes personnes », comme dirait le Petit Prince. Ces ressources sont absolument remarquables. Contrairement à une idée reçue, elles n'ont rien d'infantile, bien qu'elles semblent se perdre en grandissant. Un enfant qui exprime son enthousiasme et son émerveillement le fait à la manière d'un enfant, c'est tout. Or, n'importe quel adulte peut le faire aussi, et il le fera comme un adulte. Dans la mesure où nous avons perdu ces ressources de vue, nous avons tout intérêt à les retrouver et à les régénérer. Ce sont des valeurs fondamentales, dont dépendent notre bien-être et notre force de vivre.

Créer des ressources écologiques

Toute nouvelle ressource, que nous créons ou générons, se doit d'être écologique et équilibrée. Nous appelons écologique toute ressource qui est pleinement en accord avec la personne et son environnement, en termes d'espace aussi bien que de temps, comme nous allons le voir. Une ressource saine n'a que des avantages et aucun inconvénient pour soi-même et les autres.

Une personne qui se trouvait fréquemment mal à l'aise et gauche en société vécut une fois — une fois n'est pas coutume — une très, très belle soirée. Sans s'en apercevoir, elle a profité d'une ressource assez particulière, en buvant juste un verre de trop mais pas plus. Juste un seul ! De retour chez elle, elle était très heureuse que tout se soient si bien passé. Aussi incroyable que cela puisse paraître, le changement dont elle fit l'expérience fut définitif[1].

Utiliser une telle ressource pour aider quelqu'un à mieux vivre sa vie sociale serait pourtant dangereux, car la personne pourrait facilement développer un penchant pour l'alcool. Afin d'éviter ce genre d'écueil, il est absolument nécessaire que toute nouvelle ressource ait trois caractéristiques fondamentales : elle doit être tout à la fois positive, saine et constructive.

Positive : La ressource doit être définie positivement, comme c'est le cas pour un objectif. Développer la confiance, le courage, la force, la vigilance, et non éviter ou vaincre la peur.

Saine : La ressource s'inspire d'expériences saines ou créées de manière saine. Exemple : une situation où l'on se sent libre, où l'on a confiance en soi et où l'on fait preuve d'ouverture, de bienveillance et de curiosité envers les autres. Une soirée arrosée, malgré l'ouverture et la bienveillance ne constitue pas une ressource saine.

Constructive : Une ressource constructive contribue à atteindre un but ou un résultat. Il arrive qu'une ressource soit constructive dans un contexte donné mais pas dans un autre. Dans la pratique de la plongée sous-marine, on aura tout intérêt à développer une attention forte et stable, une excellente vigilance et une très fine acuité sensorielles. Ainsi la détente (une ressource très saine, s'il en est !) ne conviendrait absolument pas puisqu'elle diminue l'attention.

Afin de créer une nouvelle ressource, on demande à la partie sage de faire vivre à la personne, de manière strictement inconsciente, toutes les expériences qui permettent la création de cette ressource. Ces expériences peuvent correspondre à des expériences du monde physique ou de mondes imaginaires tels que ceux de bandes dessinées, de science-fiction ou autres choses encore. La partie sage donne un signal Oui lorsqu'elle commence ce travail, et un autre signal Oui lorsque le travail est terminé et que la ressource est bien intégrée par la personne. Pour terminer, on demandera à la partie sage si la ressource est complète et bien intégrée. Si ce n'est pas le cas, on lui demande de continuer le travail sur cette ressource jusqu'à ce qu'elle donne entière satisfaction.

[1] C'était une étudiante à qui je donnais des cours de rattrapage en allemand, alors que j'étais étudiant à l'université. Elle arriva un jour toute détendue et souriante. Elle me raconta spontanément son histoire. Elle a ensuite toujours gardé cette attitude détendue et bienveillante.

Optimiser les ressources

Une forme de ressource très utile, dans certaines activités ou dans la vie de tous les jours, consiste à amener une habileté de la personne, un talent si l'on peut dire, à un plus haut niveau d'excellence. Imaginons une personne qui communique bien avec les autres et à qui l'on propose un poste dans lequel cette qualité de communication est essentielle. Cette personne peut se trouver satisfaite de ce qu'elle a, en termes de communication, ou désirer encore améliorer ou peaufiner son talent. On demandera à sa partie sage de faire une recherche transdérivationnelle[1] sur les situations où elle a communiqué au mieux avec les autres. La partie sage pourra ensuite synthétiser l'ensemble de ces expériences de manière à en retirer l'essence. Voici un exemple de dialogue avec la partie sage qui va **dans ce sens.**

Modifier une aptitude (3)

TH : PS, [_____ prénom] désire augmenter ses capacités de dialogue et de contact avec les autres. Il (ou elle) désire améliorer ses ressources dans ce domaine. Es-tu prête à l'aider ?
PS : Oui.
TH : Fais une recherche transdérivationnelle des situations et circonstances de sa vie, afin de retrouver les expériences où il a excellé dans l'art de communiquer. Trie-les en allant de la meilleure à la plus modeste. Lorsque c'est fait, merci de nous donner un signal OUI.
PS : OUI.
TH : Okay, merci. Pourrais-tu voir, maintenant, ce qui est commun à l'ensemble de ces situations en termes d'excellence, et en tirer la quintessence, c'est-à-dire le meilleur modèle possible ?
PS : OUI.
Si La PS répondait par NON, amenez-la à créer les ressources positives, saines et constructives qui lui permettront d'effectuer ce travail.
TH : Merci de nous donner un signal OUI lorsque ce travail est terminé.
PS : ... OUI.
TH : Cette ressource, est-elle entièrement positive, saine et constructive ?
PS : OUI.
TH : PS, vérifie maintenant la qualité de cette modélisation. Fais vivre à [_____ prénom], de manière totalement inconsciente, plusieurs situations appropriées à cette vérification, avec cette nouvelle ressource. Donne-nous un OUI lorsque c'est terminé.
PS : OUI.
TH : Les performances de [_____ prénom] ont-elles augmenté ?
PS : OUI.
TH : Dans quel pourcentage : OUI = 50% ou plus, NON = moins de 50% ?

[1] Faire une recherche transdérivationnelle consiste à demander à la partie sage de la personne de passer son histoire de vie en revue pour y repérer des expériences répétitives liées à un thème précis. Ces expériences sont ensuite triées, par ordre chronologique, allant de la plus ancienne à la plus récente.

Au cas où le résultat est médiocre, vérifiez s'il manque des ressources ou s'il y a une objection.

Construire de nouveaux ensembles de ressources

Un client a besoin de ressources pour faire de la plongée sous-marine. Il désire pratiquer ce sport avec plaisir et en se sentant en sécurité. Un autre demande de l'aide pour avoir des réflexes plus rapides au tennis. Voyons comment créer et installer des ressources appropriées pour ces deux personnes.

Le plongeur désire éviter la peur et se sentir détendu. Mais la détente n'est pas pour lui une ressource utile, bien au contraire. Elle pourrait même le mettre en danger du fait qu'elle diminue la vigilance. En effet, il a surtout besoin d'une grande vigilance et d'une attention sans faille, très aiguisée, ce qui lui donnera un sentiment de sécurité. Il pourra alors se détendre, dans la mesure où plongée sous-marine et détente sont compatibles...

Dans ce type de demande, la question cruciale consiste toujours à bien distinguer entre ce que le client désire et les ressources qui vont l'aider. Il demande des résultats, il désire atteindre des buts, mais ne nous parle pas nécessairement des ressources dont il a besoin. Parfois, parfois pas. C'est notre affaire. Pour l'aider à être à l'aise dans la plongée sous-marine, on lui donnera la possibilité d'augmenter sensiblement son niveau de vigilance, d'acuité acoustique et visuelle, son niveau d'attention, ainsi que la rapidité de ses réflexes. L'exemple précédent décrit un processus qui permet justement de modifier des ressources afin de les amener à un niveau de plus grande performance.

La situation du joueur de tennis est différente. Bien ce soit aussi un avantage pour lui d'avoir une attention plus aiguisée et des réflexes plus vifs, ce n'est pas exactement ce qu'il demande. Il parle d'être assez agile pour attraper des balles qui lui passent sous le nez ! Il a besoin de quelque chose de plus, à savoir que le temps ralentisse à des moments spécifiques. La distorsion du temps est une ressource dont beaucoup de sportifs font spontanément l'expérience dans des situations délicates ou difficiles. Elle leur permet souvent de gagner des médailles.

Les distorsions du temps

Les distorsions du temps consistent en un ensemble varié de processus qui permettent de faire des changements rapides ou lents dans la vie de la personne, par exemple, accélérer une cicatrisation. Les applications pratiques en sont très nombreuses et nous aurons amplement l'occasion d'y revenir. Voici un premier processus.

Créer une distorsion du temps (4)

TH : PS, pourrais-tu rechercher une douzaine d'expériences où le temps passe lentement pour [_____ prénom] ? Attente chez le dentiste, attente du résultat d'un examen ou décélération sur une bretelle d'autoroute, où le temps ralentit presque autant que la voiture ?
PS : OUI.
TH : Donne-nous un OUI lorsque la recherche est terminée.
PS : [... OUI].
TH : Pourrais-tu combiner ces expériences pour en faire une ressource unique que nous appellerons temps ralenti ?
PS : OUI.
TH : Merci. Donne-nous un signal OUI lorsque le travail a été effectué, que la ressource « temps ralenti » existe et peut être mise à contribution.
PS : [... OUI].
TH : Merci. Maintenant, fais vivre à [_____ prénom] des expériences, sous forme de rêves inconscients, où, grâce au temps ralenti, il devient capable d'attraper les balles qu'il manquait. Tu peux naturellement répéter les mêmes expériences plusieurs fois, jusqu'à ce que [_____ prénom] ait un jeu excellent.
PS : Okay. [La PS prend le temps d'effectuer ce travail, qui peut durer parfois plusieurs minutes].
PS : [... OUI].
TH : Merci. Est-ce que ça marche ? Est-ce qu'il est maintenant possible de créer une expérience de temps ralenti ?
PS : OUI.
TH : Merci, PS.

Un travail tout en douceur

Une collaboration intime avec l'inconscient permet de mettre en relief les ressources d'une personne tout aussi bien que les expériences négatives qu'elle a vécues au cours de sa vie. Le réarrangement de ses ressources et les processus nécessaires à l'amélioration de sa condition ne sont effectués ni par son ego, ni par celui du thérapeute. Ce dernier va probablement suggérer nombre de choses utiles, et en induire une bonne partie, mais toujours en accord avec la partie sage. Cependant, ce seront la partie sage et l'inconscient du client qui feront le travail. Erickson, d'ailleurs, faisait dès le départ un allié de l'inconscient et l'invitait à participer ou plutôt à faire le travail. Ainsi que le travail accompli respecte pleinement l'écologie de la personne. Puisque les changements sont effectués de manière pleinement intégrée, la personne n'aura pas d'impression de flou identitaire.

La partie sage peut accomplir n'importe quelle tâche de manière strictement inconsciente, même si, paradoxalement, il s'agit de modifier une expérience consciente. Le travail inconscient constitue une condition absolument nécessaire. C'est pourquoi aussi les expériences traumatisantes du passé demeurent toujours inconscientes, lorsqu'elles sont traitées. Par conséquent, le traumatisme ne risque pas d'être réintroduit, et répété — une fois de plus !— durant le traitement ; celui-ci ferait alors lui-même partie du problème !

En outre, le bavardage mental, les doutes et les jugements incessants du moi conscient et de l'ego seront aussi déconnectés ; le travail s'en trouve naturellement facilité. En effet, lorsque la tâche envisagée consiste à rendre neutres et sereines une très longue série d'expériences, le travail inconscient devient beaucoup plus rapide et efficace, puisqu'il n'est pas perturbé. Des minutes remplacent des heures. Il arrive d'ailleurs que la partie sage elle-même pose comme condition que les explorations et le travail thérapeutique soient effectués uniquement de manière inconsciente. C'est souvent le cas, lorsqu'il y a eu des abus sexuels. Dans ces conditions, les changements se feront naturellement et sans résistance et ils en seront d'autant plus stables et durables.

L'intégrité des ressources de la personne

Après toute intervention visant à modifier des expériences, des croyances, ou à relâcher des émotions, on aura soin de vérifier que la personne possède toujours toutes les ressources positives, saines et constructives qu'elle avait auparavant, c'est-à-dire avant l'intervention. Si ce n'est plus le cas, on procède à une reconstruction de toutes les ressources qui auraient pu être perdues ou endommagées. Le client s'en trouve doublement gagnant; d'une part, il conserve toutes les ressources qu'il avait générées en vivant des expériences difficiles et, d'autre part, il bénéficie en plus de toutes les nouvelles ressources qui lui ont permis de changer, comme si ces dernières avaient toujours fait partie de sa vie. C'est comme un os cassé; lorsqu'il se reconstruit, il devient aussi plus solide qu'il ne l'était auparavant.

Vérification de l'intégrité des ressources (5)

TH : PS, pourrais-tu comparer les ressources positives, saines et constructives que [_____ prénom] possédait avant les interventions que nous fîmes aujourd'hui à celles qu'il a maintenant ? Lorsque ce travail de comparaison est terminé, merci de nous donner un signal OUI.
PS : [...] OUI.
TH : [_____ prénom] possède-t-il encore toutes les ressources positives, saines et constructives dont il disposait avant cette intervention ? Si l'une ou l'autre de ces ressources a disparu ou a été affaiblie, donne-nous un signal OUI, et si aucune d'entre elles n'a été perdue, qu'elles sont toutes intègres, donne-nous un signal NON, comme quoi il n'y a rien à signaler. Au cas où certaines ressources auraient été affaiblies ou perdues, nous les reconstruirons immédiatement de manière entièrement saine, positive et constructive. Si la réponse est NON, on remercie La PS. La vérification est terminée.

Mais si la réponse est OUI, on continue ainsi :
TH : Merci, PS. Considère la liste de toutes ces ressources perdues ou affaiblies. Fais vivre à [_____ prénom] toutes les expériences inconscientes nécessaires qui permettent de les reconstruire entièrement et de manière totalement positive, saine et constructive. Lorsqu'elles auront toutes été reconstruites, merci de nous donner un signal OUI.
PS : [...] OUI.
TH : Ces ressources, sont-elles maintenant toutes reconstruites de manière saine, positive et constructive ?
PS : OUI. (Si la réponse est NON, on vérifie encore une fois).

Les nouvelles ressources et l'avenir de la personne

Disposer de nouvelles ressources, faire l'expérience d'une amélioration notable de sa santé ou d'une guérison implique d'avoir également la capacité de gérer cette situation nouvelle. Le client aura peut-être besoin d'autres ressources encore, qui lui permettront de vivre aisément les changements qui ont transformé sa vie. Il faut donc s'en assurer.

Nous allons demander à la partie sage si les changements effectués durant la séance pourraient avoir des conséquences dangereuses, négatives ou désagréables, dans un avenir proche, moyen ou lointain, pour le client spécifiquement. S'il se trouve qu'il n'y ait même qu'une seule conséquence de ce type, on ajoute des ressources supplémentaires qui permettront d'éviter de tels écueils.

Une dernière vérification montrera s'il y a encore quelque probabilité d'expériences dangereuses, négatives ou désagréables. Si c'est le cas, on reconduit le même processus ; autrement, on passe directement à l'étape suivante pour traiter la cohérence de la ligne de temps.

L'écologie du futur (6)

TH : PS, maintenant que [_____ prénom] a transformé toutes ces expériences et a reçu tant de nouvelles ressources, il est important d'être sûr que ces nouvelles ressources ne soient jamais source d'expériences négatives, désagréables ou dangereuses pour lui ou elle spécifiquement.
Dans un premier temps, on va visiter l'avenir proche, moyen ou lointain de la personne, afin de voir s'il y a des expériences négatives, dangereuses ou désagréables qui pourraient s'y produire.
Lorsque tu as effectué cette vérification, donne-nous un signal OUI.
PS : [...] OUI.
TH : Merci PS. Y a-t-il, dans l'avenir proche, moyen ou lointain de [_____ prénom] quelque expérience négative, dangereuse ou désagréable pour lui ou elle spécifiquement ? Donne-nous un OUI s'il y a quelque chose ou un NON s'il n'y a rien à signaler.
Si La PS dit NON, la vérification est terminée et le processus prend fin.
Mais si la elle dit OUI, on continue ainsi :

PS, imagine toutes les ressources positives, saines et constructives dont [_____ prénom] a besoin pour annuler complètement ces conséquences négatives, dangereuses ou désagréables.
La construction de ressources continue naturellement.
TH : PS, maintenant que [_____ prénom] possède ces nouvelles ressources, va revérifier, dans son avenir proche, moyen ou lointain, s'il va encore rencontrer des expériences négatives, dangereuses ou désagréables. Donne un OUI quand tu as vérifié.
PS : [...] OUI.
TH :Y a-t-il encore quelque expérience négative, dangereuse ou désagréable pour [_____ prénom] spécifiquement ?
Si la réponse est NON, c'est terminé. Si elle est OUI, on répète le même processus une fois encore. Cette situation se présente de temps en temps.

L'écologie de la personne

Dans notre modèle, tout comme en PNL, l'expression écologie de la personne implique que la personne demeure toujours en harmonie avec elle-même, en accord avec son environnement, avec son passé et ses souvenirs. La PNL a hérité de cette exigence qui venait déjà d'Erickson lui-même. Il tenait compte de cette question, mais il le faisait de manière implicite. On en voit les résultats dans l'évolution de ses patients vers la guérison. Pourtant, le savoir-faire reste discret. La question du respect de l'écologie de la personne a deux dimensions distinctes, que nous allons maintenant considérer.

La personne fait l'expérience d'un nouveau présent, mais son passé n'y correspond plus entièrement ; elle est encore un peu déphasée et les changements effectués demeurent fragiles.

Il est, par conséquent, nécessaire de ré-harmoniser la personne avec son présent, de manière à ce que son passé et son présent soient bien alignés l'un par rapport à l'autre. Le changement d'histoire de vie est le processus par excellence qui permet d'assurer la cohérence de la ligne de temps.

Les changements d'histoire de vie

Si le travail s'arrêtait à ce stade, le client pourrait avoir des difficultés à bien intégrer les changements acquis et à les vivre naturellement, comme s'il avait quelque difficulté à être à l'aise avec lui-même. Les problèmes semblent bien avoir disparu, mais il reste un sentiment de décalage, comme si la guérison était venue de nulle part. Le passé est toujours le même, mais se trouve maintenant en rupture avec un nouveau présent. Rendre la ligne de temps cohérente permet de régler ce problème bien avant qu'il ne provoque des symptômes dans la vie quotidienne de la personne.

Erickson avait coutume de tisser les changements d'histoire de vie tout au long de ses interventions, comme le montre L'Homme de février. Cette manière de faire a donné naissance à un modèle de changement d'histoire de vie en PNL, que nous traduisons ici en termes d'hypnose.

Le changement d'histoire rend sa cohérence à la ligne de temps de la personne. Il s'effectue en deux phases distinctes, la première étant dissociée et la seconde associée.

Le changement d'histoire de vie dissocié

Le changement d'histoire de vie le plus simple est le changement d'histoire dissocié. Le client voit, quoique inconsciemment, toutes les expériences de sa vie se dérouler et se transformer devant lui. Un nouveau script est ainsi généré. L'ensemble des expériences de vie, à savoir le nouveau script, n'est donc pas encore vécu. Il est éventuellement possible de l'évaluer avant de l'intégrer de manière définitive. C'est une sécurité de plus.

Changement d'histoire de vie dissocié (7)

TH : Maintenant, PS, tu vas faire revivre strictement inconsciemment à [_____ prénom] toute son histoire de vie, depuis sa conception jusqu'au moment présent, avec tous les changements qu'il (ou elle) a vécus et toutes les ressources positives, saines et constructives qu'il (ou elle) a reçues. Les choses se passent comme si cette personne découvrait un nouveau scénario de sa vie, mais sans le vivre émotionnellement. Toutes les expériences de sa vie sont maintenant transformées. PS, tu feras ce travail inconsciemment. Tu nous donneras un signal OUI lorsque tu le commences, et un second signal OUI lorsque tu l'aura complètement terminé.
PS : [...] OUI. TH : Merci, PS.

Le changement d'histoire de vie associé

Lors d'un changement d'histoire associé, le sujet revit, émotionnellement, mais toujours inconsciemment, toutes les expériences de sa vie, depuis la conception jusqu'au moment présent. Les expériences sont revécues subjectivement avec toutes les nouvelles ressources, les sensations, les émotions, les savoir-faire que ces dernières impliquent. Selon le nombre d'expériences modifiées, et compte tenu de la longueur de vie, de l'âge de la personne, le changement d'histoire associé peut être assez long. Il arrive qu'il soit aussi un peu fatiguant, puisqu'il implique tant de changements physiologiques et neurologiques.

Changement d'histoire de vie associé (8)

TH : Maintenant, PS, tu vas faire revivre strictement inconsciemment à [_____ prénom] toute son histoire de vie, de sa conception jusqu'au moment présent, avec tous les changements qu'il (ou elle)a vécus et toutes

les ressources positives, saines et constructives qu'il (ou elles) a reçues. Les choses se passent comme si la personne vivait concrètement ce nouveau scénario de sa vie, avec toute l'expérience subjective et les émotions présentes. Toutes les expériences de sa vie sont transformées, elles deviennent plus amples, plus ouvertes. Tout ce qui peut changer naturellement change également.
PS, merci de faire ce travail inconsciemment et de nous donner un OUI quand tu commences et un autre OUI lorsqu'il sera terminé.
PS : [...] OUI.
TH : Merci, PS. Est-ce que tous les changements ont bien été effectués ?
PS : OUI.
TH : Merci.

Après les deux changements d'histoire[1], le sujet est maintenant doté d'un nouveau passé. Son histoire personnelle a donc changé et se trouve maintenant alignée, en cohérence avec le nouveau présent — comme si l'ancien passé n'avait jamais été. Certes, la personne se souvient de ses expériences négatives, mais ces dernières sont devenues neutres et ne la concernent plus. Elle ne leur accorde plus la même importance. Elle s'en désintéresse et finira par ne plus y penser et les oublier.

Les métaphores et suggestions post-hypnotiques

C'est le moment choisi pour raconter à notre client des métaphores qui lui permettront de se familiariser avec sa nouvelle identité, sa nouvelle réalité, et de se retrouver tout naturellement en accord avec lui-même, avec les autres et avec la vie. Je vous propose celle-ci.

> *« Il était une fois un lors anglais d'une extrême élégance. Il aimait beaucoup porter des costumes neufs, mais ne désirait pas que cela se remarque trop. Il avait à son service un valet exactement de la même taille que lui. Il lui faisait porter les vêtement neufs, de manière à ce qu'ils aient une légère patine naturelle, avant de les porter lui-même ».*

Le retour au moment présent

Richard Bandler qui avait toujours coutume de donner des « bénédictions éricksoniennes »[2] à ses clients. Qu'allez-vous dire à votre client en terminer le travail ? Il n'y a pas de réponse directe à cette question, mais elle peut vous inspirer pour trouver des mots encourageants et agréables, en quelque sorte, des vœux de nature post-hypnotique.

[1] Pour s'assurer une excellente intégration des nouvelles ressources, on fait les deux changements d'histoire, d'abord le dissocié, ensuite l'associé.

[2] Cette formule de Richard Bandler occupe une place importe, dans *Transe-Formation*, un livre qui consiste en la transcription d'un séminaires présentée avec John Grinder. Il est cité dans la bibliographie.

Ce qui est important, pour le client, à ce moment-là, c'est de se retrouver en bonne forme et détendu, l'esprit clair et dans le moment présent, en plein accord avec lui-même, avec les autres et avec la vie.

Le retour dans la pièce (9)

TH : Vous allez maintenant revenir tout doucement dans la pièce. Mais cela se fera dans quelques instants, lorsque j'aurai fini de parler. Je désire maintenant faire une dernière requête auprès de votre partie sage.
PS, sois remerciée pour tout le travail que tu as accompli. Veuille maintenant ramener [_____ prénom] à un état de conscience de veille agréable, lucide, dans le temps d'une douzaine d'inspirations et d'expirations profondes, dès que j'aurai cesser de parler.
Active alors toutes les ressources de [_____ prénom] qui lui permettent d'être en harmonie avec lui-même ou elle-même, avec les autres et avec la vie, et puisse se sentir entièrement à l'aise avec ses nouvelles ressources et sa nouvelle identité. Merci !

Ceci pourrait constituer la fin d'une séance. Si votre client est venu vous trouver en voiture, proposez-lui discrètement de faire quelques pas avant de reprendre le volant. Permettez-vous aussi de sortir doucement de la transe dans laquelle vous allez naturellement, lorsque vous pratiquez l'hypnose.

Nous avons ainsi construit un schéma général dans lequel peut s'intégrer une intervention. Dans les deux chapitres suivants, La boîte à outils (première et seconde partie), nous allons nous intéresser à des groupes d'outils plus spécifiques, afin de les personnaliser et de pouvoir aussi en créer d'autres.

Il est extrêmement important de ne jamais utiliser ce matériel comme s'il constituait des recettes toutes faites. Au contraire, entraînez-vous plutôt à visualiser les structures de ces processus, et à appréhender leur fonctionnement global. Cela vous permettra de vous exprimer plus naturellement et plus librement avec vos clients. Vous serez capables d'utiliser toutes les nuances dont vous aurez besoin. Permettez-vous de laisser votre créativité fonctionner naturellement et spontanément. Vous aurez tôt ou tard de bonnes surprises et ferez de belles expériences. En d'autres termes, gardez toujours votre discernement, tout en demeurant pleine capable de faire confiance à votre inconscient et à votre partie sage. C'est à vous qu'il revient de savoir ce que vous voulez, de définir vos objectifs. Ce n'est pas à votre inconscient et à votre partie sage de vous les faire connaître.

Comme le dit poétiquement une antique sagesse :

> *« Aie pleinement confiance en Dieu, mais n'oublie jamais d'attacher ton chameau »*
>
> *Proverbe arabe*

Chapitre III

La boîte à outils — Première partie

Ce qui précède constitue le cadre de notre modèle. La partie sage est assurément notre lien vivant avec l'inconscient et pratiquement tous les processus qu'elle effectue demeurent inconscients. Ce cadre constitue l'« espace éricksonien » dans lequel nous allons travailler.

Cet espace éricksonien nous permet d'utiliser une grande palette d'outils. Nous allons les décrire. Ces outils se répartissent en quatre groupes. Le premier groupe constitue ce que nous appellerons les éléments fondamentaux, le deuxième les libertés essentielles, le troisième les motivations de vie ; le quatrième est un ensemble de processus complémentaires aux trois autres.

La boîte à outils est présentée en deux chapitres. Dans celui-ci vous trouverez les éléments fondamentaux. Dans le prochain, les libertés essentielles, les métaphores et motivations de vie et quelques autres possibilités encore. Ces termes, certes un peu métaphoriques, seront définis au moment voulu.

Dans la présentation de chaque processus, vous trouverez des indications précises sur son but, ainsi qu'une description détaillée de son utilisation. Un exemple de dialogue générique avec la partie sage en illustrera le déroulement.

Enfin, vous aurez tout avantage à bien étudier les deux chapitres de la boîte à outils avant de vous en servir.

La grille, liste d'éléments fondamentaux

Il s'agit une liste non exhaustive d'éléments susceptibles de générer des problèmes psychologiques et physiques. Cette liste n'a, bien entendu, aucune prétention à être une liste exhaustive des sources de souffrances humaines. Elle n'est qu'indicative mais constitue une bonne référence. Vous verrez bien si vous avez besoin de l'enrichir.

Ces éléments fondamentaux peuvent jouer tour à tour deux rôles distincts et complémentaires. Nous parlerons de rôle primaire et de rôle secondaire. Dans le premier cas, l'élément fondamental constitue une cause possible du problème de la personne. Dans le second, cet élément est l'effet d'un autre qui, lui, est primaire. Une croyance limitante provoque (cause) des expériences scabreuses (effet), alors que, dans un autre contexte, des expériences scabreuses amènent (cause) à la création d'une croyance limitante (effet). Cette petite subtilité a une grande importance pour effectuer un traitement efficace.

Voici une liste probable de ces éléments fondamentaux. Nous allons ensuite les examiner les uns après les autres. Les processus permettant de les modifier, d'effectuer des changements, sont présentés en même temps. Cette liste n'est pas alphabétique. Elle va de ce qui semble le plus probable au moins probable :

1. Emotions conscientes et inconscientes,
2. Expériences traumatisantes ou pénibles dans la durée,
3. Sensations fantômes, reflets de douleurs physiques,
4. Croyances limitantes,
5. Auto-promesses,
6. Décisions de vie limitantes,
7. Identité naturelle et identités secondaires,
8. Conflits : soi/autres, conscient/inconscient, parties internes,
9. Travailler avec une partie interne,
10. Obligations : les ordres et les interdictions,
11. Punir : soi-même, les autres, soi-même et les autres,
12. Besoins demeurés non satisfaits,
13. Attitudes figées, valeurs absolues,
14. Deuils non faits ou inachevés,
15. Réaliser des buts par des chemins détournés,
16. Projections,
17. Signaux à fonction positive,
18. Modélisation inconsciente de stratégies perdantes,
19. Quand il n'y a apparemment pas de ressources.

Ces dix-neufs catégories peuvent donc être considérées soit comme causes, soit comme conséquences les unes des autres. Nous allons les explorer dans l'ordre donné. Par souci de clarté, les titres de chaque élément sont numérotés. Comme certains processus sont les mêmes pour plusieurs rubriques, ces derniers sont donc moins nombreux que les rubriques.

Nous verrons enfin comment nous pourrons nous en servir. Gardons bien à l'esprit que tout ceci ne constitue jamais qu'un modèle, et non la réalité, cela n'a donc rien de définitif. Les processus ne constituent jamais des « recettes » mais des lignes directrices dont seules les structures sont très précises.

1. Les émotions conscientes et inconscientes

Les émotions jouent toujours un rôle prioritaire dans la vie humaine. Elles constituent la météo de notre existence et font la pluie et le beau temps dans notre espace intérieur. Des émotions conscientes et inconscientes s'élèvent constamment puis s'en vont, comme des vagues. Accueillir ce phénomène simplement est l'indice d'une vie équilibrée et élégante. C'est normal. Ce qui l'est moins, ce sont les situations où les émotions deviennent perturbatrices, tournent en tempêtes, créent la confusion dans l'esprit et rendent l'attention et la concentration difficiles, sinon impossibles dans des cas extrêmes. Une telle situation est paralysante, source de fatigue, elle diminue le potentiel de la personne, sape son énergie et sa joie de vivre.

La recherche des sources de ces perturbations peut prendre du temps. En attendant de pouvoir éliminer les sources de perturbation à ce niveau-là, il est cependant possible de diminuer la pression exercée par les émotions. Le bien-être du client, son sommeil et sa confiance en soi s'améliorent significativement. Il se sent plus apaisé, même si les progrès sont minimes. Comme son estime de soi s'améliore également, le travail devient plus aisé. Les problèmes qui sont à la source de ces émotions perturbatrices sont donc momentanément mis de côté. Ils seront cependant pris en compte en temps voulu.

Apaiser des émotions (10)

TH : PS, pourrais-tu nous aider à créer un climat émotionnel plus clément, afin que [_____ prénom] soit rapidement un peu plus à l'aise, ce qui rendra sa vie plus agréable et lui permettra de continuer le travail plus facilement ?
PS : OUI.
TH : Pourrais-tu créer un espace inconscient où [_____ prénom] pourrait vivre toutes les expériences qui lui permettent de se libérer de ces émotions, de les accueillir, de les laisser être et de les laisser s'en aller ?
PS : OUI.
TH : Dis-moi quand c'est fait.
PS : [...]OUI.
TH : Traite toutes les émotions, conscientes et inconscientes, mais fais-le toujours inconsciemment. Lorsque ce travail s'accomplit, [_____ prénom] devrait ressentir un allègement, quelque chose de plus calme et de plus tranquille. Donne un signal OUI lorsque toutes les émotions, conscientes et inconscientes, auront été traitées.
PS : [...] OUI.
TH s'adresse à : [_____ prénom] : Est-ce que vous vous sentez un peu plus tranquille ou plus calme ?
Si OUI, on passe à la suite, si NON, on répète le processus]
[Si nous en restions là, les émotions s'empileraient à nouveau en peu de temps. Afin que leur niveau de pression reste bas, il est nécessaire que le processus soit répété très régulièrement. Nous ajoutons cette ressource grâce au processus post-hypnotique qui suit :
TH : PS, pourrais-tu réutiliser cette manière de libérer les émotions de [_____ prénom] chaque nuit, dans des moments choisis de sommeil paradoxal, où [_____ prénom] ne risque absolument pas de se réveiller ni de

faire des cauchemars ? Es-tu d'accord de le faire ?
PS : OUI.
TH : Es-tu aussi d'accord de prendre la responsabilité de le faire ?
PS : OUI.
TH : Merci, PS. De plus, es-tu également d'accord de prendre la responsabilité de faire ce travail régulièrement, c'est-à-dire chaque nuit, jusqu'à la prochaine séance [indiquez la date !].?
PS : OUI.
TH : Merci. Maintenant, merci de ramener [_____ prénom] dans la pièce, tout doucement, le temps de quelques inspirations et expirations profondes.
PS : OUI.

2. *Les expériences traumatisantes ou pénibles*

Dans la perspective des thérapies analytiques, les expériences traumatisantes ont tellement attiré l'attention, qu'elles ont laissé dans l'ombre d'autres expériences, non moins importantes, mais différentes. Certaines expériences deviennent pénibles dans la durée ; c'est leur répétition constante qui est néfaste, même si, dans certains cas, elles ont semblé bénignes. Ainsi, une jeune femme, très intelligente, se croyait stupide et il lui arrivait d'agir comme si c'était vrai. C'est un peu par hasard qu'elle se souvint que son père la traitait, régulièrement — mais très gentiment et avec tendresse — de cervelle d'oiseau ! D'abord, elle ne pouvait penser que cela pût avoir quelque importance. Pourtant, au fil des jours, l'explication devint la cure.

Tant qu'une situation, une relation, une expérience ou un problème ne sont pas résolus, restent non terminés et actifs dans l'inconscient, ils absorbent de l'énergie, créent des blocages, des inhibitions ou des compulsions. Ce qui n'a pas été résolu demeure en quête de dénouement et perturbe le présent. Il est par conséquent crucial d'amener les situations non terminées à leur dénouement.

Ce travail s'effectue de la manière suivante. On demande à la partie sage de rechercher, grâce à une recherche transdérivationnelle[1], toutes les expériences appartenant à telle catégorie, tel contexte, puis de les classer dans l'ordre chronologique, allant de la plus ancienne à la plus récente.

La partie sage recherche ensuite toutes les ressources positives, saines et constructives qui permettront de rendre ces expériences entièrement neutres et sereines. Elle crée ensuite ces ressources en faisant vivre à la personne toutes les expériences nécessaires, de manière strictement inconsciente, afin que cette dernière les acquière et les intègre entièrement.

---
[1] Une recherche que la partie sage accomplit en parcourant l'ensemble de la biographie de la personne et en y recherchant tel type d'élément, d'expérience déterminés.

En troisième lieu, la partie sage fera revivre à la personne la première expérience de la liste, c'est-à-dire la plus ancienne, avec toutes les nouvelles ressources, toujours de manière strictement inconsciente. La personne revivra l'expérience plusieurs fois, si nécessaire, jusqu'à ce qu'elle soit entièrement neutre et sereine.

Après s'être assuré que l'expérience est bien entièrement neutre et sereine, la partie sage traitera, l'une après l'autre, toutes les autres expériences de la liste, en respectant ce cycle en quatre phases :

1. Imaginer les ressources nécessaires,
2. Créer ces ressources,
3. Revivre avec les nouvelles ressources,
4. Vérifier que l'expérience est bien entièrement neutre et sereine.

Enfin, la partie sage s'assure que toutes les expériences, sans aucune exception, sont entièrement neutres et sereines. Si ce n'est pas le cas, on lui propose de refaire le travail sur la série, afin de le compléter. Cette situation n'est pas rare, il arrive que des expériences soient laissées de côté ou traitées incomplètement. Ce n'est pas un problème. En effet, la partie sage fait un travail énorme, c'est-à-dire le meilleur possible, ce qui ne veut pas dire « parfait ». Comme toutes choses, elle a aussi ses limites. Il importe de faire ces vérifications sans jugement et avec une grande bienveillance.

Lorsque les expériences d'une série sont toutes devenues entièrement neutres et sereines, elles n'ont plus d'influence sur le présent. Les souvenirs que la personne en garde sont dissociés, lointains et ne peuvent plus l'affecter. Des souvenirs qui seront bien vite remplacés par des sentiments de tranquillité, de calme, de plus grande légèreté et de liberté.

Avant toutes choses, il est impératif d'avoir défini la série d'expériences sur laquelle on désire travailler. La recherche transdérivationnelle permet de rechercher une série d'expériences selon des critères spécifiques.

La recherche transdérivationnelle (11)

TH : PS, merci de rechercher toutes les expériences associées à [tel problème], [telle situation] ou [telle ressource]. Donne-nous un signal OUI, lorsque tu les as toutes trouvées.
PS: [... OUI].
TH : Merci, PS. Trie-les dans l'ordre chronologique allant de la plus ancienne à la plus récente. Merci de donner un signal OUI lorsque c'est fait.
PS: [... OUI].
TH : Merci.

Nous disposons-donc ainsi de chaînes d'expériences liées à des traumatismes, des douleurs, mais aussi de ressources d'excellence. Nous pouvons utiliser les ressource, modifier les expériences. Ainsi pourrons-nous donc rendre toute une série d'expériences entièrement neutres et sereines, fin qu'elles ne perturbent plus la personne qui les avait vécues.

Supposons donc qu'une recherche transdérivationnelle ait été faite et que nous disposions d'une série d'expériences négatives classées par ordre chronologique. Nous les transformerons ainsi :

Rendre une série d'expériences neutres et sereines (12)

TH: PS, porte ton attention sur la première expérience de cette liste, c'est-à-dire la plus ancienne. Pourrais-tu déterminer une liste ou un ensemble de ressources positives, saines et constructives, qui permettent de rendre cette expérience entièrement neutre et sereine ? Merci de répondre par un signal OUI.
PS: [… OUI].
TH : Pourrais-tu créer ces ressources de manière à ce que [_____ prénom] en dispose immédiatement de manière pleinement intégrée ? Merci de répondre par un OUI quand c'est fait.
PS: [… OUI].
TH : Fais maintenant vivre des rêves strictement inconscients mais très vivants et concrets à [_____ prénom], que ce soit dans un monde réel ou imaginaire (science-fiction, mythe, BD, etc.) grâce auxquels ces ressources pourront être générées. Merci de nous donner un OUI lorsque tu commences, et un autre OUI, lorsque toutes les ressources ont été créées et sont disponibles pour [_____ prénom].
PS : [… OUI].
TH : Est-ce que [_____ prénom] bénéficie maintenant de toutes ces ressources ?
PS : OUI.
TH : Fais-lui maintenant revivre inconsciemment, avec toutes les nouvelles ressources, la première expérience de la liste, c'est-à-dire la plus ancienne. Fais-la-lui revivre plusieurs fois si nécessaire, jusqu'à ce que cette expérience soit devenue entièrement neutre et sereine. Donne-nous un signal OUI lorsque c'est fait et que l'expérience est totalement neutre et sereine.
PS : […] OUI.
TH : L'expérience est-elle maintenant entièrement neutre et sereine ?
Si la réponse est OUI, on continue simplement le processus, et si c'est NON, on retraite l'expérience jusqu'à ce qu'elle soit entièrement neutre et sereine. Ensuite, on continue.
TH : Merci. Tu vas maintenant traiter toutes les expériences suivantes de la même manière, de la deuxième à la plus récente, selon les quatre points que voici :
- *Imaginer la liste de ressources positives, saines et constructives qui permettent de vivre cette expérience de manière entièrement neutre et sereine.*
- *Créer ces ressources en faisant vivre à la personne, strictement inconsciemment, toutes les expériences nécessaires à la création de ces ressources.*
- *Toujours inconsciemment, et avec toutes les nouvelles ressources, faire revivre cette expérience à la personne, plusieurs fois si nécessaire, jusqu'à ce que celle-ci soit entièrement neutre et sereine.*

• *Vérifier que l'expérience est bien entièrement neutre et sereine.*
Merci de nous donner un OUI lorsque tu commences et lorsque toutes les expériences ont été transformées.
PS : [...] OUI.
TH : Comme cela est crucial pour le bien-être de la personne, nous allons encore vérifier une fois de plus que toute cette série d'expériences est bien entièrement neutre et sereine. PS, peux-tu nous confirmer qu'il en est bien ainsi, qu'elles le sont toutes ?
PS : OUI.
Si La PS répondait NON, demandez-lui de refaire ce qui n'a pas été fait en précisant que cela arrive parfois, puis revérifiez que toutes les expériences sont maintenant neutres et sereines.

3. Les sensations fantômes, reflets du passé

Nous connaissons tous ces phénomènes visuels bizarres, des images, des formes et des couleurs qui apparaissent après avoir regardé une source de lumière très intense. Ces phénomènes, appelés phosphènes dureront plus ou moins longtemps, compte tenu du temps d'exposition des yeux à la source de lumière vive.

De même, les accidents, les opérations chirurgicales laissent souvent des traces d'impressions et de sensations désagréables, qui peuvent durer très longtemps. Elles se perdent alors dans l'inconscient, se chronicisent et parfois servent de rappels pour raviver des souvenirs traumatisants. De même, des situations existentielles graves laissent aussi des impressions de gêne, de honte, qui ont une dimension physiologique et kinesthésique. C'est particulièrement le cas pour quelqu'un qui a été battu, qui a subi des abus sexuels, ou des regards méchants, méprisants ou pervers. Ces sensations et impressions de honte et de gêne empêchent la personne d'être elle-même et créent une grande souffrance, le plus souvent discrète et cachée. C'est comme un bruit de fond ; on ne « l'entend » plus depuis longtemps, pourtant il est bien présent. Il épuise l'attention ; refoulé, il crée de la fatigue. C'est une grande libération, lorsqu'enfin ce bruit de fond disparaît.

La « douche alternée » ou douche écossaise constitue un processus spécifique pour aborder ce problème. On demande à la partie sage de faire l'inventaire inconscient d'une série de ces expériences (une opération douloureuse, par exemple) et de les mettre dans l'ordre chronologique, en allant de la plus ancienne à la plus récente.

On demande ensuite à la partie sage de générer des expériences complètes de bien-être psychophysique, des sources de sensations agréables et de détente profonde. Le client en ressent le bien-être.

Puis la partie sage cible une expérience désagréable de la vie de la personne, une simple expérience sans conséquences bonnes ou mauvaises. Nous avons tous de nombreuses expériences de ce type.

La partie sage alterne cette expérience négative avec l'expérience positive de bien-être qu'elle a créée, jusqu'à ce que l'expérience gênante devienne neutre et légère. D'où le nom de « douche écossaise » donné parfois à ce processus. Lorsque la partie sage l'a appris, on traite d'abord la première expérience négative puis, lorsque celle-ci est devenue entièrement neutre, on poursuit avec toutes celles qui restent dans la liste. Tout comme on le fait avec les expériences à rendre neutres et sereines. On transforme la première, vérifie qu'elle est bien neutre. Puis on effectue le même travail sur l'ensemble de la chaîne. la partie sage a également toute liberté de générer autant d'expériences de bien-être et de détente qu'elle en a besoin. Ainsi, un grand nombre d'excellentes nouvelles ressources enrichiront encore la vie de la personne.

Attention ! Ce processus ne s'applique qu'après avoir rendu une série d'expériences, ou une seule expérience neutre et sereine, afin d'éviter toute confusion. Cela constitue un complément important au travail déjà effectué.

La douche alternée ou « douche écossaise » (13)

TH : PS, veuille choisir deux expériences dans la vie de [_____ prénom]. Des expériences de peu d'importance, l'une de bien-être, l'autre de mal-être ou de gêne.
PS : OUI.
TH : Merci. Alterne maintenant ces deux expériences, strictement inconsciemment, jusqu'à ce qu'elles se rendent l'une l'autre entièrement neutres, ou que le résultat soit un léger bien-être.
PS : [...] OUI.
TH : Le résultat est-il neutre ou légèrement agréable ?
PS : OUI.
TH : Maintenant, PS, pourrais-tu générer des expériences intenses de bien-être, en créant aussi toutes les ressources positives, saines et constructives dont tu as besoin ?
PS : OUI.
TH : Et maintenant, pourrais-tu laisser les expériences de sensations fantômes de la liste se confronter, l'une après l'autre et strictement inconsciemment, à ces sensations de bien-être, jusqu'à ce que le résultat soit neutre ou consiste en un léger bien-être ? Merci de nous donner un signal OUI lorsque tout le travail est terminé.
PS : [...] OUI.
TH : Merci. Maintenant, vérifie que toutes les expériences traitées sont bien neutres et qu'il ne reste aucune sensation fantôme ou autre. S'il en reste, merci de répondre par NON.
PS : OUI.
Si La PS répond par NON, refaire le processus, tout comme lorsqu'on rend une série d'expériences neutres et sereines.

4. Les croyances limitantes

Nous sommes tous submergés par des croyances limitantes : « Je ne peux pas », « Je suis nul(le) pour ceci ou cela », « Ma mémoire est une passoire », etc. que nous trouvons toujours moyen de vérifier. Les causes des croyances limitantes sont multiples. La plupart de nos systèmes éducatifs ont une orientation punitive ; la recherche des causes d'échec reste secondaire, même lorsque l'élève a accompli un gros effort, alors que les sanctions, ou le fin calcul des notes, gardent toujours l'importance la plus grande. Comparaisons constantes, compétition, sont admirées au détriment de la collaboration et de l'entr'aide. Dans cette perspective, il est très difficile de trouver un espace tranquille, où la confiance en soi, la concentration pourraient se développer harmonieusement. Culturellement, nous sommes très loin de ce que dit Paul Scheele : « La tranquillité de l'esprit est le fondement de tout apprentissage »[1]. Ce qui compte, c'est la moyenne ! Mais la moyenne n'a aucun sens en dehors d'une recherche statistique. Un rapport, publié dans les années 70 aux États-Unis, affirmait que 90% des américains « se sentaient au-dessous de la moyenne » ! La moyenne permet juste de se sentir supérieur ou inférieur aux autres. C'est une norme abstraite qui ruine des vies.

La plupart d'entre nous héritent de nombreuses croyances limitantes. Certaines constituent des obstacles importants et d'autres pas. Mais lorsque ces croyances limitantes bloquent le développement et l'épanouissement de la personne, empêchent la réalisation de ses projets, le moment est venu de les éliminer.

Il est aussi important d'envisager cette question dans une autre perspective, dans la mesure où chacun crée par soi-même son propre système de croyances. En effet, si l'on s'imagine être conditionné uniquement par le milieu ambiant, on ne peut rien faire. Que reste-t-il, à part la révolte, le désespoir et le sentiment d'être une victime face à un conditionnement totalement extérieur ?

Lorsque quelqu'un décide de prendre la responsabilité de ce qui lui arrive, un nouvel horizon s'ouvre. La personne bénéficie d'autres choix et d'autres possibilités. Par conséquent, si un client se considère uniquement comme victime de ce qui lui arrive, il est impératif de lui montrer d'autres voies, d'autres perspectives. Il est probablement pris dans cette vision étroite, sans nécessairement le faire exprès, et ne « joue » pas forcément à la victime. Le processus suivant est un bon outil pour faciliter un tel changement de perspective.

Éliminer une croyance limitante (14)

TH : PS, pourrais-tu recenser toutes les expériences vécues par [_____ prénom] qui l'ont amené à cette croyance, en mettant ces expériences dans l'ordre chronologique, allant de la plus ancienne à la plus récente ?

[1] Paul Scheele est un pédagogue moderne qui crée des cours d'apprentissage rapides chez Learning Strategies)Minnesota, USA).

PS : OUI.
TH : Merci. Lorsque tu auras terminé ce travail, donne-nous un signal OUI.
PS : [...] OUI.
TH : Maintenant, rends toutes ces expériences entièrement neutres et sereines, comme tu as appris à le faire avec le schéma en quatre étapes. Donne-nous un signal OUI lorsque c'est terminé.
PS : [...] OUI.
TH : Merci. Maintenant, [_____ prénom] a-t-il la liberté de ne plus croire cette croyance limitante ?
Si la réponse est OUI, le processus a atteint son but, mais si elle est NON, il continue ainsi :
TH : PS, pourrais-tu maintenant imaginer d'autres valeurs que cette croyance limitante (cinq ou six) auxquelles [_____ prénom] pourrait adhérer afin de se sentir pleinement libéré sur ce point ? Donne-nous un signal OUI, lorsque tu les as imaginées.
PS : [...] OUI.
TH : Maintenant, strictement inconsciemment, transmets ces ressources à [_____ prénom], ou à une partie interne concernée, de telle manière que la meilleure solution, c'est-à-dire la plus ouverte, la plus libératrice puisse être adoptée. Merci de nous donner un signal OUI, lorsque ce travail est entièrement terminé.
PS : [...] OUI.
TH : Ce travail est-il maintenant pleinement accompli, indépendamment du fait que [[_____ prénom]_____ prénom] le sache ou non, puisqu'il a été effectué inconsciemment ?
PS : OUI.
Afin de compléter ce travail, faites le processus de l'identité virtuelle, décrit au chapitre suivant (35-36).

5. Les auto-promesses

Une auto-promesse consiste à se faire la promesse de ne plus jamais se comporter d'une manière spécifique. L'auto-promesse veut rendre impossible une manière d'agir, de ressentir et de penser. Beaucoup d'hommes pour lesquels il est devenu totalement impossible de pleurer se sont fait la promesse : « Dorénavant, je ne pleurerai plus jamais ».

Je me souviens d'un entretien informel avec une personne toujours suroccupée. C'était son état normal. Elle m'a spontanément raconté un souvenir d'enfance où elle passait pour paresseuse, alors qu'elle savait simplement se laisser vivre, comme la plupart des enfants. La remarque n'était pas innocente du tout et l'a piqua au vif. En rage, elle s'est dite : « Personne ne me verra plus jamais en train de ne rien faire ». Un nouveau style de vie, bien cadencé s'installa rapidement. Lorsque je l'ai rencontrée, elle était en pleine forme et en parfaite santé. Je lui ai suggéré de se libérer de cette contrainte, lui montrant que cela pouvait soudain devenir dangereux sans que l'on ne s'y attende. Elle était entièrement d'accord avec moi, mais n'a jamais donné suite, puisqu'elle n'avait pas le temps. Quelques années plus tard, elle a fait un AVC, un risque dont nous avions d'ailleurs parlé et qu'elle connaissait aussi.

Éliminer une auto-promesse (15)

TH : PS, pourrais-tu noter la ou les expériences vécues par [_____ prénom] qui l'ont amené à se faire cette auto-promesse ?
PS : OUI.
[Note : Ces expériences sont le plus souvent des réactions rapides et impulsives à des remarques ou des critiques].
TH : Merci. Lorsque tu auras terminé ce travail, donne-nous un signal OUI.
PS : [...] OUI.
TH : Maintenant, rends toutes ces expériences entièrement neutres et sereines, comme tu as appris à le faire avec le schéma en quatre étapes. Donne-nous un signal OUI lorsque c'est terminé.
PS : [...] OUI.
TH : Merci. Maintenant, [_____ prénom] est-il libre par rapport à cette auto-promesse ?
Si la réponse est OUI, le processus se termine de lui-même, mais si elle est NON, il continue ainsi :
TH : PS, pourrais-tu maintenant imaginer d'autres ressources, positives, saines et constructives qui permettent à [_____ prénom] de conserver son sentiment de dignité sans avoir à recourir à cette auto-promesse ? Donne-nous un signal OUI, lorsque tu les as imaginées.
PS : [...] OUI.
TH : Maintenant, strictement inconsciemment, fais vivre à [_____ prénom], toutes les expériences nécessaires qui lui permettent d'intégrer rapidement ces ressources. Merci de nous donner un signal OUI, lorsque ce travail est entièrement terminé.
PS : [...] OUI.
TH : Le travail est-il maintenant pleinement accompli, indépendamment du fait que [_____ prénom] le sache ou non, puisque tout a été fait inconsciemment ?
PS : OUI.
TH : PS, veuille maintenant rendre le changement conscient et montrer à [_____ prénom] comment l'intégrer dans la vie quotidienne.
Si la réponse est NON, demandez à La PS quel est le pourcentage de réussite et un progrès va se faire doucement dans les semaines à venir. Par sécurité, vous pouvez reprendre le processus.
Afin de compléter ce travail, faites le processus de l'identité virtuelle, décrit au chapitre suivant (35-36)..

6. Les décisions limitantes

Exprimées verbalement, les décisions limitantes prennent la plupart du temps la forme : « Comme ma famille avait des revenus modestes, j'ai dû renoncer à faire mes études de médecine ». A comparer à : « Dans ma famille, on ne donnait pas de pouvoir excessif à l'argent, même si les revenus étaient modestes ; j'ai donc trouvé les moyens de faire mes études de médecine ». Cette anecdote est authentique. Elle m'a été racontée par une doctoresse alors âgée de nonante ans ! Elle fut la première étudiante du Lycée, c'est-à-dire la première fille dans un monde alors entièrement masculin !

6. Éliminer une décision limitante (16)

TH : PS, pourrais-tu noter la ou les expériences vécues par [_____ prénom] qui l'ont amené à prendre cette décision limitante ?
PS : OUI.
TH : Merci. Lorsque tu auras terminé cette liste, donne-nous un signal OUI.
PS : […] OUI.
TH : Maintenant, rends toutes ces expériences entièrement neutres et sereines, comme tu as appris à le faire avec le schéma en quatre étapes. Donne-nous un signal OUI lorsque c'est terminé.
PS : […] OUI.
TH : Merci. Maintenant, [_____ prénom] est-il libre par rapport à cette décision limitante ?
Si la réponse est OUI, le processus se termine de lui-même, mais si elle est NON, il continue ainsi :
TH : PS, pourrais-tu maintenant imaginer d'autres ressources positives, saines et constructives qui permettent à [_____ prénom] d'abandonner cette décision limitante ? Donne-nous un signal OUI, lorsque tu les as imaginées.
PS : […] OUI.
TH : Maintenant fais vivre à [_____ prénom], strictement inconsciemment, toutes les expériences nécessaires qui lui permettent d'intégrer rapidement ces ressources. Merci de nous donner un signal OUI, lorsque ce travail est entièrement terminé.
PS : […] OUI.
TH : Le travail est-il maintenant pleinement accompli, indépendamment du fait que [_____ prénom] le sache ou non, puisque tout a été fait inconsciemment ?
PS : OUI.
TH : PS, veuille maintenant rendre le changement conscient et montrer à [_____ prénom] comment l'intégrer dans la vie quotidienne.
Si la réponse est NON, demandez à la PS quel est le pourcentage de réussite et si un progrès va se faire doucement dans les semaines à venir. Vous pouvez aussi reprendre le processus par sécurité. Complétez ce travail avec le processus de l'identité virtuelle, décrit au chapitre suivant (n° 35-36).

7. L'identité naturelle et les identités secondaires

Nous faisons généralement l'expérience de n'avoir qu'une seule identité, excepté les personnalité multiples. Malgré tout, notre identité change au cours du temps et se transforme tout au long de notre vie. Or, la notion d'identité recouvre en fait une mosaïque dans laquelle semble demeurer plusieurs identités plus ou moins importantes et complexes ; nous pourrions donc parler d'un modèle d'« identités multiples », dont l'élément principal constitue l'identité dite « naturelle » de la personne. Celle-ci est cependant fréquemment accompagnée d'identités dites secondaires. Lorsqu'une personne est dominée par une identité secondaire qui s'active dans un contexte particulier, elle ne le remarque généralement pas sauf, peut-être, lorsqu'elle se sent redevenir enfant face à ses parents. Elle conserve le plus souvent le sentiment de toujours être elle-même ; le passage de l'une à l'autre se fait à son insu. Or, il est évident, pour tout observateur extérieur, que certaines attitudes ou comportements, certains tons de voix se modifient parfois très profondément.

La question reste de savoir d'où proviennent les identités secondaires, ces doublures qui ont l'art de se faire passer pour nous-mêmes !

La plupart d'entre elles trouvent leur origine dans des histoires ou des contes ; ce sont des héroïnes et des héros, parfois des personnages historiques ou de bande dessinée. La personne est fascinée par tel personnage au point de s'identifier avec lui ou elle. Devenir ce personnage donne alors l'impression de posséder ses ressources. Ça donne des ailes ! En devenant cet autre, on se sentira plus fort, on aura l'impression d'avoir de nouvelles possibilités, davantage de pouvoir, de liberté ou d'espoir. Les fonctions des identité secondaires s'avèrent donc positives, pour reprendre un présupposé cher à la PNL[1].

Pensez à cette jeune fille timide et à tout ce qu'elle peut espérer en vivant l'aventure de Cendrillon, ou à ce garçon qui vit dans un monde terne, mais qui, soudain, peut s'imaginer dans la peau de Tarzan ou de Péter Pan !

Cependant, adopter un personnage, une identité secondaire, implique toujours un prix à payer, voire un sacrifice. En s'incarnant dans un personnage ou en le revêtant, on devra aussi partager et suivre son destin. Sans le savoir, on sacrifie une partie de sa propre destinée. C'est un prix très fort à payer, mais parfois la seule solution possible dans le monde limité de l'enfance. Personne n'en prend conscience avant que l'identité secondaire ne devienne vraiment contraignante. Si elle disparaît, la personne retrouve immédiatement une importante part de son intégrité.

Les identités secondaires sont aussi parfois attribuées par les parents, la famille proche, les amis, fréquemment sans mauvaises intentions : « Tu nous rappelles tellement l'oncle Jules… », « la tante Agathe », etc. Si l'oncle

[1] Un présupposés de base de la PNL qui est repris en hypnose éricksonienne : « Tout comportement, même s'il semble complètement aberrant, a une fonction positive .

Jules et la tante Agathe sont des personnages positifs, détendus et heureux, cela ne sera pas trop grave. Mais, dans le cas où l'oncle Jules s'avère être un parfait crétin, un menteur ou encore un escroc et la tante Agathe une vieille mégère aigrie et rancunière, la personne qui reçoit l'une ou l'autre de ces identités secondaires risque d'en vivre des expériences difficilement gérables et douloureuses.

Une autre attitude propre à faciliter la création d'identités secondaires consiste à dire à un enfant ou un adolescent : « C'est signé ! », chaque fois qu'il commet une erreur ou se montre maladroit. Même si elles ne créent pas nécessairement une identité secondaire complète, ces remarques hostiles et critiques attaquent et blessent l'identité d'une personne qui est encore bien trop jeune pour parer à ces coups et pour pouvoir se défendre avec élégance.

Il y a généralement un nombre restreint d'identités secondaires chez la plupart des gens. Il y a aussi des exceptions très particulières, par exemple des personnes qui en ont parfois près d'une trentaine. C'est très rare, mais cela arrive de temps en temps. Ces personnes sont littéralement effacées, elles fonctionnent comme des caméléons. Elles donnent l'impression d'avoir des traits de caractère très imprécis. Elles deviennent des cibles idéales pour de nombreuses projections de la part des autres ce qui peut les isoler profondément.

Éliminer des identités secondaires en se contentant de les supprimer constituerait une grande perte pour la personne concernée, puisque ces identités contiennent fréquemment des ressources d'une grande richesse. D'une part, ces ressources doivent être conservées et, d'autre part, il faut tout de même supprimer l'identité secondaire elle-même, afin de libérer la personne de la destinée de cette identité secondaire.

La première étape consiste à demander à la partie sage de faire l'inventaire de toutes les identités secondaires, c'est-à-dire de celles qui sont actuellement actives, et de celles qui ont été actives dans le passé mais ne le sont plus. Comme d'autres phénomènes, elles seront classées par ordre chronologique, allant de la plus ancienne à la plus récente.

La partie sage commence par extraire de la première identité secondaire (la plus ancienne) toutes les ressources positives, saines et constructives qu'elle contient pour les transférer directement à la personne elle-même. Elle vérifie aussi que ce « déménagement de ressources » est bien complet. Ensuite, mais ensuite seulement, elle va dissoudre cette identité, en libérant l'énergie vitale qu'elle contient, énergie vitale qui reviendra à l'identité naturelle, c'est-à-dire à la personne elle-même. Enfin, la partie sage vérifiera que la personne a bien reçu et intégré toutes les ressources positives, saines, et constructives de cette ancienne identité et qu'il n'en reste maintenant plus aucune trace que ce soit..

Après s'être assuré que la partie sage a bien saisi la structure complète de ce processus, un peu plus complexe que les autres, et après qu'elle ait traité au moins une première identité secondaire avec succès, on lui demande de traiter toutes celles qui restent dans l'ordre chronologique, comme elle le fait lorsqu'elle rend toute une série d'expériences neutres et sereines.

Traiter les identités secondaires (17)

TH : PS, pourrais-tu répertorier toutes les identités secondaires de [_____ nom] c'est-à-dire toutes celles qui sont actives ou inactives, qu'elles soient présentes ou passées, et les classer de la plus ancienne à la plus récente ? Donne un signal OUI lorsque c'est fait.
PS : [...] OUI.
TH : Veuille maintenant repérer toutes les ressources positives, saines et constructives contenues dans l'identité secondaire la plus ancienne. Dis OUI quand c'est terminé.
PS: [... OUI].
TH : Maintenant, PS, extraits toutes les ressources positives, saines et constructives que contient cette identité secondaire, et transmets-les immédiatement à l'identité naturelle de [_____ prénom]. Merci de donner un signal OUI lorsque tu commences et termine cette tâche.
PS : [...] OUI.
TH : Merci, PS, de me confirmer que toutes les ressources positives, saines et constructives de cette identité secondaire ont bien été données à l'identité naturelle de [_____ prénom] et qu'il n'en manque pas.
PS : OUI.
TH: Okay. Maintenant, PS, dissous cette identité secondaire en pure énergie et transmets aussi cette énergie à l'identité naturelle de [_____ prénom]. Donne un OUI lorsque tout est terminé.
PS : [...] OUI.
TH : Maintenant, PS, veuille traiter toutes les identités secondaires restantes, les unes après les autres, en suivant strictement les trois phases du processus :
- *Transfert complet des ressources positives, saines et constructives à l'identité naturelle de [_____ prénom].*
- *Vérification que l'identité naturelle a bien reçu toutes les ressources et l'énergie de l'identité secondaire.*
- *Dissolution de l'identité secondaire en énergie, également retransmise à l'identité naturelle de [_____ prénom].*
- *Vérification que l'identité secondaire a bien été complètement dissoute et qu'il n'en reste aucune trace.*

Merci de nous donner un signal OUI quand ce travail est complètement effectué, que toutes les ressources ont été transférées et toutes les identités secondaires dissoutes.
PS : OUI.

TH : PS, est-ce que, maintenant, [_____ prénom] jouit pleinement de toutes les ressources positives, saines et constructives que recelaient ses identités secondaires ?
PS : OUI.
TH :Merci.

8. Conflits : autre, conscient/inconscient, parties internes

Il y a plusieurs sortes de conflits : avec soi-même, avec les autres ou les deux. Et aussi entre le conscient et l'inconscient, et des conflits inconscients entre différentes parties internes non conscientes. Ces conflits sont tous traités avec des ressources et des méthodes de négociation.

Lors d'un cours sur Les Métaphores de Vie, John Grinder[1] nous disait que le génie consiste peut-être à vivre dans un équilibre où toutes les parties internes sont connectées et travaillent ensemble dans une unité et une harmonie sans conflit. Cela ne signifie pas que le génie se réduise à cette définition. Lorsque des parties de soi ont des buts opposés, ou sont en compétition les unes avec les autres, la personne est écartelée par des désirs contradictoires et épuisée par le conflit. Au travail, on est obsédé par les vacances et toute concentration sur une tâche devient problématique. Le jour de congé, on n'arrête pas de penser à son travail qui devient obsédant. Une situation qui n'est agréable pour personne.

Pour comprendre un conflit, il est crucial de savoir ce qui est important pour l'ensemble des parties concernées. Une manière efficace de poser des questions consiste à demander : « En quoi est-ce important pour toi de... ? ». La question peut être posée cycliquement jusqu'à retrouver la valeur la plus élevée. Une question du genre : « En quoi est-il important pour vous de regarder des courses automobiles ? » ouvrira un horizon bien plus grand que : « Pourquoi aimez-vous regarder les courses automobiles ? ». Même posée avec bienveillance possible et un ton de voix agréable, la question « Pourquoi ? » garde toujours un jugement tant soit peu accusateur.

Le conflit entre conscient et inconscient indique une volonté de contrôle du conscient sur l'inconscient. Il est possible que les contenus inconscients fassent peur. On ne peut les exprimer n'importe comment. Ils doivent en quelque sorte être « raffinés ». C'est une opération que la partie sage effectue facilement. Mais cette situation peut aussi indiquer qu'un changement de cap ait lieu, qu'une décision importante doive être prise afin que la personne puisse retrouver et conserver un nouvel équilibre.

Le conflit travail et vacances est similaire à celui entre terminer l'écriture d'un rapport et jouer à un jeu électronique dans son bureau. Le processus décrit ci-dessous permet de résoudre ce type de fausse alternative à l'allure de double lien..

[1]Ce cours intitulé Les Métaphores de Vie fut organisé par l'Institut Ressources, en Belgique, au printemps 1993.

La plupart du temps, le conflit entre soi et les autres ne dépend pas de valeurs elles-mêmes conflictuelles, mais de l'expression qu'on en donne et d'attitudes. Cette différence amène certains à se faire des amis là où d'autres ne verront que des ennemis. Une cause probable consiste en lacunes dans l'éducation ; cette personne n'a peut-être jamais eu l'opportunité d'apprendre certains codes sociaux qui créent des relations harmonieuses avec les autres.

Le processus suivant sert à résoudre des conflits conscient/inconscient ainsi que des conflits entièrement inconscients.

Résoudre un conflit conscient/inconscient (18)

TH : PS, veuille localiser les parties internes entre lesquelles ce conflit a lieu. Donne-nous un signal OUI lorsque c'est fait.
PS : OUI.
TH : Veuille les amener chacune à découvrir les valeurs les plus importantes pour elles. Quand ce sera fait, donne-nous un signal OUI.
PS : [...] OUI.
TH : Amène-les à explorer ces valeurs et à voir comment elles peuvent être respectées harmonieusement. Pour ce faire, donne-leur toutes les idées créatrices dont elles pourraient avoir besoin, jusqu'à ce qu'elles trouvent quelques solutions entièrement satisfaisantes pour toutes les deux. Merci de nous donner un signal OUI lorsque ce travail est entièrement accompli et que ces parties internes ont pu négocier avec succès, c'est-à-dire gagnant-gagnant.
PS : [...] OUI.
TH : PS, crée maintenant un futur imaginaire de quelque cinq ou six semaines afin de tester le nouvel accord dans la durée. Merci de donner un signal OUI lorsque ce travail est terminé.
PS : [...] OUI.
TH : Est-ce que cela tient dans la durée ?
Si OUI, le processus a atteint son but ; si NON, la négociation n'est pas terminée. Dans ce cas, demandez à La PS de chercher ce qui manque et de compléter cette négociation.

9. Travailler avec une partie interne

Il arrive fréquemment qu'une seule partie interne nécessite d'avoir de nouvelles ressources pour changer. Un processus PNL, qui a eu son heure de gloire pour effectuer juste ce type de changement, s'appelle toujours « le recadrage en six pas »[1]. Ce type de recadrage permet de donner de nouvelles ressources à une partie interne particulière, qui n'est pas en conflit avec d'autres parties internes. Il fonctionne parfaitement en hypnose.

[1] Un livre entier, « *Reframing* », y a été consacré par Richard Bandler et John Grinder. Voir la bibliographie. Cet ouvrage est peut-être maintenant traduit en français.

Ce modèle s'utilise en partant d'un problème décrit par le client, d'une suggestion du thérapeute ou de la découverte d'un dysfonctionnement quelconque, décrit par la réponse à une question du type : « Y a-t-il une partie interne qui soit responsable de... ? ». Par exemple, certaines personnes coupent constamment la parole aux autres. On va d'abord chercher la fonction positive d'un tel comportement. Dans notre exemple, cette fonction positive pourrait être celle-ci : « En coupant la parole aux autres, je suis sûr d'être entendu ! ».

Le recadrage en six pas (19)

TH : PI (partie interne), nous désirons dialoguer avec toi. Est-ce okay ?
PI : OUI.
TH : Nous savons que tu exerces une fonction positive et utile en faveur de [_____ prénom]. Nous aimerions te proposer de nouvelles manières de le faire, qui génèreront une meilleure expérience et pour toi et pour [_____ prénom]. Si ce travail est effectué, tu pourras encore mieux accomplir ta mission. Nous avons quelque chose d'intéressant à te proposer. Est-ce que tu es d'accord ?
PI : OUI.
TH : La PS et la PC (partie créatrice) de [_____ prénom] ont de nouvelles ressources à te proposer. Okay ?
PI : OUI.
TH : PC, pourrais-tu proposer à cette PI au moins cinq ou six nouvelles ressources, positives, saines et constructives, qui lui permettent d'accomplir son travail de manière positive, plus efficace et élégante, plus en harmonie avec la vie de [_____ prénom] ?
PS et PC : OUI.
TH : Maintenant, PI, pourrais-tu choisir entre ces diverses ressources —ou encore les combiner entre elles — de manière à trouver la meilleure solution possible ?
PI : [...] OUI.
TH : Maintenant, PI, es-tu d'accord de tester ces ressources pendant une période de cinq ou six semaines ? Es-tu d'accord de prendre la responsabilité de le faire jusque-là ?
PS : OUI.
TH : Merci, nous ferons donc le point dans cinq ou six semaines, ou même plus tôt si cela est nécessaire.

Il y a encore d'autres manières de travailler avec une partie interne spécifique, lorsqu'elle a besoin, non seulement de nouvelles ressources, mais aussi de vivre, ou de revivre, des expériences qui lui permettent d'acquérir de nouveaux savoir-faire ou de se développer et de grandir.

Tout comme les personnes qu'elles constituent, certaines parties internes n'ont pas eu l'occasion de se développer, de grandir normalement et d'atteindre ainsi un équilibre mature. Il manque quelque chose à leur parcours, à leur « éducation », pour ainsi dire. Elles se sont développées n'importe comment, n'ayant jamais eu de cadres bien définis. Il est possible de les traiter exactement comme on le fait pour une personne. La partie sage leur fait vivre, dans un temps imaginaire, toutes les expériences qui leur ont manqué au cours de leur développement ou qui sont restées incomplètes. Comme toujours, ce travail est entièrement confié à la partie sage. Plus loin, nous allons examiner un autre processus permettant de combler les besoins manquants d'une personne. Vous pourrez les comparer.

Régénérer ou rééduquer une partie interne (20)

TH : PI, afin que tu puisses accomplir pleinement ta fonction auprès de [_____ prénom], nous te proposons de l'aide que tu recevras par La PS. Pouvons-nous commencer ou as-tu une objection ?
Il y a rarement quelque objection à ce niveau-là. Si c'est le cas, traiter cette objection comme un manque : De quoi as-tu besoin pour que...? Dans notre cas, il n'y en a pas.
TH : PS, pourrais-tu créer, pour cette PI, toutes les ressources positives, saines et constructives dont elle a besoin et dont elle a manqué ?
PS : OUI.
TH : Commence par faire la liste de toutes ces ressources et donne-nous un OUI quand tu l'as.
PS: [... OUI].
TH :Maintenant, PS, merci de créer toutes ces ressources positives, saines et constructives comme tu sais le faire, afin que la PI en dispose immédiatement. Donne-nous un OUI quand tu as terminé.
PS: [... OUI].
TH : Donne à cette partie interne l'occasion de vivre toutes les expériences dont elle a besoin pour intégrer complètement ces ressources.
PS : OUI.
TH : Fais-lui également revivre sa vie en y intégrant toutes les expériences, les libertés essentielles acquises et les cadres qui lui ont manqué pour devenir pleinement elle-même. Merci de le faire maintenant et de donner un signal OUI lorsque le travail est terminé.
PS : [...] OUI.
TH : PS, vérifie que cette PI a maintenant grandi et est pleinement elle-même, disposant de tous ses moyens.
PS : [...] OUI.
TH : Merci.
S'il s'avérait que le résultat ne corresponde pas à ce qui est attendu, ou que la partie ne se soit que partiellement transformée, on répétera le processus et l'on revérifiera ensuite. Il arrive parfois que certaines difficultés ne se résolvent pas en un seul passage. C'est normal.
TH : Y a-t-il une autre PI qui ait une objection par rapport à ce qui vient d'être fait ?

S'il y a une objection venant d'une partie interne, voyez ce qui lui manque, et aidez-la à se réactualiser. Utilisez le même processus. Revérifiez ensuite que tout est en ordre.

Amener une partie interne à devenir mature est utile, mais ce n'est pas la seule chose que vous pouvez faire avec ce modèle. Vous pourriez même créer une nouvelle partie interne pour intégrer un nouveau talent. Vérifiez toujours que les autres partie internes de la personne n'aient pas d'objections. S'il y en avait, même une toute petite, traitez-la très soigneusement. Il en va de l'écologie et de l'équilibre de la personne.

10. Les obligations, les ordres et les interdictions

Les ordres et les interdictions (qui constituent des ordres négatifs) appartiennent tous à la même catégorie. Les « il faut », « tu dois » et autres «ça ne se fait pas », tous ces impératifs sans sujet réel limitent de nombreuses vies, même si certaines personnes n'en ont pas vraiment conscience car, pour elles, ces injonctions font naturellement partie de leur existence, de ce qu'elles appellent leur éducation. Si elles envisagent ainsi cette question, elles n'auront pas envie de changer.

Une de mes clientes n'avait jamais un seul moment pour elle-même. Elle avait réfléchi à la question et elle était arrivée à la conclusion qu'il lui était interdit de prendre du temps pour elle-même. Cette analyse était tout à fait logique et rendait bien compte de ce qui se passait. Mais, ce n'est pas parce que c'est logique que c'est nécessairement vrai. La partie sage lui montra autre chose :

> « *Quand tu auras fait tout ce que tu as à faire pour les autres, tu pourras prendre du temps pour toi* ».

Comme on peut toujours en faire un peu plus pour les autres, il ne lui restait jamais un seul instant pour elle. Obligations, ordres et interdictions sont donc isomorphes et fonctionnent tous les trois de manière similaire. C'est pourquoi un seul processus suffit pour tous les trois.

En premier lieu, la recherche transdérivationnelle permet de repérer toutes les expériences qui ont généré cette obligation, cet ordre ou cette interdiction. la partie sage les trie ensuite de la plus ancienne à la plus récente, avant de les rendre entièrement neutres et sereines. Le caractère neutre et serein des expériences traitées est encore vérifié une dernière fois.

Enfin, la partie sage imagine, crée et donne à la personne toutes les ressources positives, saines et constructives qui lui permettent de se sentir pleinement libre à l'égard de l'obligation, de l'ordre ou de l'interdiction qui la limitait. L'exemple suivant utilise une obligation comme exemple.

Éliminer une obligation, une interdiction, un ordre (21)

TH : PS, merci de faire une recherche transdérivationnelle pour retrouver toutes les expériences qui ont conduit [______ prénom] à cette obligation. Trie ces expériences de la plus ancienne à la plus récente et, lorsque ce travail est effectué, donne-nous un signal OUI.
PS : [...] OUI.
TH : Okay. Maintenant, merci de rendre toutes ces expériences entièrement neutres et sereines. Donne-nous un signal OUI lorsque toutes ces expériences sont bien entièrement neutres et sereines. Donne-nous un signal OUI lorsque ce travail est entièrement terminé.
Ceci est un résumé du processus n° 12 (Rendre une série d'expériences neutres et sereines), que vous insérez ici.
PS : [...] OUI.
TH : Maintenant, PS, imagine ou répertorie toutes les ressources positives, saines et constructives dont [______ prénom] a besoin pour se sentir pleinement libre à l'égard de cette obligation. Okay ?
PS : OUI.
TH : Maintenant veuille faire vivre à [______ prénom] toutes les expériences nécessaires, de manière strictement inconscientes, qui lui permettent d'intégrer pleinement ces ressources. Donne un OUI lorsque ce travail est entièrement terminé.
PS : [...] OUI.
TH : PS, [______ prénom] a-t-il acquis cette nouvelle liberté ?
Si la réponse est NON, on refait un tour.
Complétez ce travail avec le processus de l'identité virtuelle (n°35-36)

11. Punir : soi-même, les autres, soi-même et les autres

Les punitions, l'agressivité et la haine envers soi-même sont très répandues dans la civilisation occidentale, plus qu'en Orient, semble-t-il, où les problèmes sont davantage associés à la honte. Comment vivre des relations d'amitié et d'amour, si l'on est pris par cette vieille habitude de se détester ? C'est d'ailleurs pour cette raison que nous sommes si souvent mieux préparés à recevoir des critiques plutôt que des compliments.

Annuler tous les types de punitions (22)

TH : PS, merci de faire une recherche transdérivationnelle pour retrouver toutes les expériences qui ont conduit [______ prénom] à se punir lui-même (elle-même) ou à punir les autres. Trie ces expériences de la plus ancienne à la plus récente et, lorsque ce travail est effectué, donne-nous un signal OUI.
PS : [...] OUI.
TH : Okay. Maintenant rends toutes ces expériences entièrement neutres et sereines. Donne-nous un signal OUI lorsqu'elles le sont toutes et que le travail est entièrement terminé.

PS : [...] OUI.
TH : Maintenant, PS, imagine ou répertorie toutes les ressources positives, saines et constructives dont [_____ prénom] a besoin pour se sentir pleinement libre de faire autre chose, qui soit plus constructif, que de se punir lui-même (elle-même) ou de tenter de punir les autres. Okay ?
PS : OUI.
TH : Maintenant veuille faire vivre à [_____ prénom] toutes les expériences nécessaires, de manière strictement inconscientes qui lui permettent d'intégrer pleinement ces ressources. Donne un OUI lorsque ce travail est entièrement terminé.
PS : [...] OUI.
TH : PS, [_____ prénom] a-t-il (elle) acquis cette nouvelle liberté, que ce soit conscient ou non ?
[Si la réponse est NON, refaites un tour].

12. Les besoins demeurés non satisfaits

Quelqu'ait été le milieu dans lequel on a vécu, des besoins, fondamentaux ou non, n'ont jamais été vraiment satisfaits. Cette situation varie d'une personne à l'autre et ne pose pas vraiment de problèmes en soi. Mais lorsque les manques sont graves, lorsque l'enfant n'a reçu que très peu d'affection, d'amour ou de soutien, de nombreuses lacunes demeurent et doivent être comblées pour que la personne puisse vivre une vie normale.

Il y a plusieurs manières de traiter ces manques, ces lacunes. Le travail commence en demandant à la partie sage d'établir la liste de tous les besoins restés non-satisfaits (du plus ancien au plus récent).

Une première solution consiste à rendre les expériences dans lesquelles ces besoins sont apparus entièrement neutres et sereines. La souffrance liée à ces expériences disparaîtra, puisque les expériences seront neutralisées. Par contre, il n'y aura aucun gain, aucun enrichissement de la vie de la personne, car elle ne connaîtra jamais la satisfaction de ces besoins.

Une solution bien plus écologique et plus riche consiste à créer un voyage métaphorique dans le passé. Au cours de ce voyage, toutes ces expériences de manque sont réparées. De plus, toutes les attentes liées à ces besoins sont également pleinement satisfaites.

Dans ce voyage, le sujet est accompagné de deux coaches au moins (le plus souvent mâle et femelle). Ces coaches peuvent être des humains, des personnages historiques, de BD, ou venus d'autres mondes, parfois des animaux ou même des plantes. Ils vont assister la personne dans chacune des expériences associées aux manques, dans le but de transformer toutes les expériences de manière entièrement satisfaisante, comme si aucun de ces manques n'avait jamais existé. On va du manque vers la plénitude !

Le plus souvent, la personne choisit elle-même ses coaches ; la partie sage lui donne des suggestions. Lorsque toute l'équipe est prête, la partie sage l'envoie dans le passé de la personne afin d'y réparer les expériences de besoins insatisfaits. Tout à fait inconsciemment, comme toujours. Les coaches peuvent créer des temps d'expériences imaginaires, toutes les nouvelles ressources positives, saines et constructives qui peuvent être utiles. Chaque expérience est reconstruite, de la plus ancienne à la plus récente.

Cette seconde manière de faire donne deux grands avantages. Non seulement les expériences douloureuses sont dissoutes, mais le sujet conserve en outre toutes les ressources positives, saines et constructives qu'il avait créées en vivant ce passé difficile. Il en ressort donc enrichi deux fois !

Transformer les besoins insatisfaits en ressources (23)

TH : PS, recherche l'ensemble des besoins non satisfaits de [_____ prénom] grâce à une recherche transdérivationnelle et trie-les ensuite en allant du plus ancien au plus récent. Donne-nous un OUI lorsque cette recherche est effectuée.
PS : [...] OUI.
TH : PS, il s'agit maintenant de trouver des coaches qui pourront visiter le passé de [_____ prénom] dans ces moments délicats où il y a des besoins non satisfaits. Avec toi, ils lui feront vivre toutes les expériences nécessaires qui permettront de satisfaire pleinement ces besoins laissés pour compte. [Les coaches sont des humains, des personnages historiques, des personnages de légende ou de BD, parfois même des animaux que [_____ prénom] trouve spontanément, suggérés par sa partie sage ou les deux].
PS :Donne-nous un OUI lorsque le choix des coaches est fait.
PS : OUI.
TH : PS, va donc en mission dans le passé de [_____ prénom] avec ces coaches afin de transformer ses expériences de manque en plénitude. Fais ainsi revivre à [_____ prénom] toutes les expériences virtuelles nécessaires dont il (elle) a besoin. Commence par le premier manque de la liste. Merci de nous donner un signal OUI lorsque ce premier manque a été entièrement métamorphosé.
PS : [...] OUI.
TH : Traite maintenant l'ensemble des manques restants, toujours de manière strictement inconsciente, en vérifiant chaque fois que l'expérience traitée est complètement transformée, ceci jusqu'à la dernière, c'est-à-dire la plus récente. Donne-nous un signal OUI lorsque celle-ci a également été complètement traitée et vérifiée.
PS : [...] OUI.
TH : Vérifie une fois encore que toutes les expériences sont bien transformées et qu'il n'y a plus aucun manque. Si c'est le cas, donne un OUI. S'ii reste un ou des manques, donne un NON.
[Si OUI, le processus est terminé ; si NON, refaire un nouveau passage].
TH : [_____ prénom] est-il maintenant libre des besoins de son passé ?
PS : OUI. Complétez avec le processus de l'identité virtuelle (35-36)

13. Les attitudes figées et les valeurs absolues

Certaines personnes ont des attitudes figées envers d'autres personnes, envers des objets et envers des situations particulières. N'avez-vous jamais rencontré quelqu'un qui vous donne l'étrange impression d'être figé dans un sourire, dans une attitude d'émerveillement ou dans une grimace ? Ce sont des exemples d'attitudes bloquées. Une attitude bloquée est permanente et partout présente. Celle ou celui qui la subit n'en a que très rarement conscience.

En outre, les valeurs dites absolues fonctionnent fréquemment comme des buts ou des missions de vie extrêmement rigides.

Au lieu de fonctionner comme de simples orientations, ces valeurs sont rigides, imposent une direction, une cible qui doit toujours être atteinte. Il n'y a pas de contexte. Les valeurs sont tenues pour des absolus. En voici un exemple.

Là où l'harmonie règne en maître, le conflit est interdit, alors que l'accepter et le résoudre seraient les seuls moyens permettant de le résoudre et de retrouver l'harmonie perdue ! Autrement, seule une crise amènera éventuellement un déblocage. Or, une crise est toujours bien plus grave qu'un conflit bien géré et laisse fréquemment des traces douloureuses.

Lorsqu'une personne s'accroche ainsi à certaines valeurs, elle a sans doute traversé des circonstances où cette attitude lui a rendu service, où elle avait une fonction positive, voire et même de survie. Mais cette attitude est maintenant complètement dépassée, elle est devenue anachronique.

Retrouver la flexibilité dans ses valeurs (24)

TH : PS, fais une recherche transdérivationnelle de toutes les expériences vécues par [_____ prénom] se rapportant à cette attitude figée ou à cette valeur absolue. Trie ces expériences depuis la plus ancienne à la plus récente.
PS : [...] OUI.
TH : Merci. Maintenant, rends toutes ces expériences entièrement neutres et sereines, en suivant les quatre étapes que tu connais (n°12).
PS : [...] OUI.
TH : Merci. Vérifie encore une fois qu'elles soient bien toutes entièrement neutres et sereines.
PS : OUI. [Si la réponse est NON, répétez le processus].
TH : Maintenant, PS, fais la liste de toutes les ressources positives, saines et constructives dont [_____ prénom] a besoin afin de se sentir libre et d'être parfaitement à l'aise sans cette rigidité. Donne un OUI quand tu as cette liste.
PS : [... OUI].
TH : Merci, fais maintenant vivre à [_____ prénom], strictement inconsciemment, toutes les expériences nécessaires pour intégrer pleinement et naturellement ces ressources. Donne un OUI...

PS : [... OUI].
TH : Les ressources sont-elles pleinement intégrées ?
PS : OUI.
TH :Qu'elle le sache ou non, la personne est-elle maintenant libérée de cette rigidité ?
Si la réponse est OUI, le processus est terminé. Si c'est NON, il est nécessaire de le reprendre.
Complétez ce travail avec le processus de l'identité virtuelle (35-36)

14. Les deuils non faits ou inachevés

A côté de certaines personnes qui portent leurs deuils en bandoulière et semblent ne jamais pouvoir s'en remettre, même après des dizaines d'années, beaucoup d'autres sont également liées par des deuils, mais plus discrètement, croyant même parfois les avoir oubliés. S'en libérer leur permettra de retrouver une plus grande liberté et une plus grande énergie vitale dans le moment présent.

Nous utilisons ici un processus qui a déjà été décrit. Nous le présentons donc succinctement.

Terminer un deuil (25)

Commencez ce travail avec le processus Apaiser les émotions (10) et enchaînez ainsi :
TH : PS, veuille répertorier toutes les expériences relatives à tel deuil de [______ prénom] dans leur ordre chronologique. Donne-nous un oui quand c'est fait.
PS : OUI.
TH : Rends maintenant toutes ces expériences entièrement neutres et sereines avec le processus en quatre étapes (n°12), puis confirme-le par un OUI.
PS : [...] OUI.
TH : Les expériences, sont-elles toutes entièrement neutres et sereines ?
PS : OUI. Si la réponse est NON, la PS refait ce qui ne l'a pas été et revérifie que les expériences sont toutes devenues entièrement neutres et sereines.

15. Réaliser des buts par des chemins détournés

Une personne qui n'arrive pas à s'affirmer vraiment, qui manque de confiance en elle utilisera (ou plutôt laissera son inconscient utiliser) des stratagèmes qui lui permettront de satisfaire des besoins vitaux ou importants pour elle. Je pense à cette grippe si bienvenue, qui permet d'avoir un repos nécessaire, sinon salutaire, ou de jouir de l'aide, de l'affection ou de l'attention d'autrui à un moment crucial. En effet, les personnes concernées par ce problème ne peuvent reconnaître — elle disent parfois « s'avouer » — ces besoins et ne peuvent, par conséquent, pas les satisfaire elle-mêmes.

En Analyse Transactionnelle, ces stratégies indirectes sont nommées bénéfices primaires et secondaires. Nous pouvons conserver cette nomenclature commode, mais avec une certaine réserve.

En effet, ce qu'il a là derrière n'est pas nécessairement un bénéfice ou un bonus. Il s'agit de quelque chose dont la personne a vraiment besoin, mais qu'elle n'a pas les moyens de demander. C'est du point de vue d'autrui seulement que ces stratégies indirectes sont parfois perçues comme manipulatrices.

La tâche du thérapeute consiste à assister la personne afin qu'elle puisse découvrir et mettre en œuvre des moyens directs et clairs d'atteindre les objectifs en question, c'est-à-dire respecter ses besoins. Il est par conséquent nécessaire qu'elle recouvre pleinement sa liberté de combler naturellement ses propres besoins et puisse se passer entièrement d'excuses inconscientes.

Ainsi, le problème est clair et il n'y a pas de jugement, comme on peut le supposer dans la question suivante « Pourquoi faire un refroidissement au lieu de dire clairement et de faire ce que vous désirez ? »

Si la personne pouvait le faire, elle le ferait, tout simplement. Avec cette question de type Pourquoi ? elle se sent ainsi accusée d'être de mauvaise fois. En outre, on lui demande d'avoir résolu son problème afin de pouvoir le résoudre. Elle est maintenant dans un double lien car, à ce moment-là, on a mis le problème dans la solution ! Il est sage de vérifier s'il s'agit d'une liberté essentielle bloquée, ce que nous allons voir au chapitre IV.

En effet, nombre de personnes n'ont jamais appris à se respecter elles-m^mes, à se reposer, à prendre soin d'elle-mêmes et de leur santé, ou à demander et dire les choses clairement. Il y a des familles où c'est carrément interdit.

> *« C'est ainsi que les choses se passaient dans la famille. Chez nous, on ne s'écoutait pas et on en était fier ! Et dire je veux ceci ou cela, c'était de l'arrogance pour laquelle on était punis ! ».*

Le processus comprend d'abord une recherche transdérivationnelle sur les expériences qui amenèrent la personne à développer cette stratégie indirecte. La suite comprend des éléments qui ont tous été vus plusieurs fois auparavant.

Transformer une demande indirecte (26)

TH : PS, fais une recherche transdérivationnelle pour retrouver toutes les expériences qui ont conduit [_____ prénom] à chercher à satisfaire ses besoins de manière indirecte. Trie-les de la plus ancienne à la plus récente. Lorsque ce travail est effectué, donne-nous un signal OUI.
PS : [...] OUI.
TH : Okay. Maintenant rends toutes ces expériences entièrement neutres et sereines. Donne-nous un signal OUI lorsqu'elles le sont toutes et que le travail est entièrement terminé.

PS : […] OUI.
TH : Maintenant, PS, imagine ou répertorie toutes les ressources positives, saines et constructives dont [_____ prénom] a besoin pour se sentir pleinement libre de respecter et de satisfaire ses besoins, de jouir d'une pleine et entière liberté pour le faire.
PS : OUI.
TH : Maintenant veuille faire vivre à [_____ prénom] toutes les expériences nécessaires, de manière strictement inconsciente, qui lui permettent d'intégrer pleinement ces ressources. Donne un OUI lorsque ce travail est entièrement terminé.
PS : […] OUI.
[Faites un pont vers le futur]
TH : PS, [_____ prénom] a-t-il acquis ces nouvelles possibilités de choix ?
Si la réponse est NON, refaites un tour.
Complétez ce travail avec le processus de l'identité virtuelle (35-36)

16. Les projections

Les projections se font sur une personne, éventuellement un objet ou une situation. Appartenant fréquemment à un lointain passé, elles ont, pour la plupart, été oubliées. C'est un phénomène rare.

Un jeune homme n'a jamais eu de problèmes avec les filles. Il a bien vécu sa vie de garçon, jusqu'au moment où il rencontre la femme de sa vie. Et soudain, tout change. Il devient impuissant d'un jour à l'autre et sans raison apparente. Aucun souvenir n'explique cette difficulté. Il n'a aucun problème lié à des libertés essentielles, la grille reste muette et ses motivations de vie sont saines.

Une exploration méticuleuse de son passé, faite avec l'assistance de la partie sage, va faire ressortir une coïncidence remarquable, presque incroyable. Il s'avère que son amie est un sosie presque parfait d'une madone située dans une église qu'il visitait souvent durant sa prime enfance avec sa mère. Ce fut facile à vérifier. Evidemment, la Madone… L'annulation de cette projection, lui rendit immédiatement toute sa liberté envers son amie.

Éliminer une projection (27)

TH : PS, fais une recherche transdérivationnelle afin de savoir s'il y a une ou plusieurs expériences projetées sur la situation présente. Et si tu en trouves une ou plusieurs, donne-nous un signal OUI. Dis NON s'il n'y a rien du tout.
PS : OUI. (Si la réponse est NON, le processus est terminé).
TH : S'il n'y en a qu'une, dis OUI, s'il y en a plusieurs, dis NON.
PS : OUI.
TH : Maintenant, PS, compare toutes les différences qu'il y a entre ces expériences du passé et l'expérience présente. Tiens compte de leurs contextes, et note toutes les différences qui les séparent afin que l'on sache bien que l'une

n'est pas l'autre et vice-versa. Donne-nous un OUI quand c'est fait.
PS : [...] OUI.
TH : Maintenant, apprends à [_____ prénom] à distinguer clairement ces expériences et à ne plus jamais les confondre. Donne-nous un OUI lorsque ce travail est complètement terminé.
PS : [...] OUI.
Complétez ce travail avec le processus de l'identité virtuelle (n°35-36).

17. Les signaux à fonction positive

Certaines douleurs chroniques, sans fondement physiologique apparent, jouent parfois un rôle de signal. Quelque chose ne joue pas dans la vie de la personne et s'exprime ainsi. Tenter de les déchiffrer tient vite du casse-tête. Demander à la partie sage de les retrouver grâce à la grille sera plus facile et non confrontant, surtout si la personne a peur de vivre des changements dans sa vie. Tout se fera inconsciemment et en douceur, en tenant compte du bien-être du client.

Cette exploration est réalisée grâce au processus d'exploration de la grille tel qu'il est décrit ci-dessous. La recherche porte spécifiquement sur des signaux et des symptômes à fonctions positives.

Une personne qui souffrait de maux de dos incapacitants dus à une fibromyalgie désirait diminuer ses prises de médicaments analgésiques. Ce travail fut fait en collaboration étroite avec son médecin. Ces douleurs n'étaient pas liées à une autre conditions plus grave. Après trois ou quatre séances, les douleurs diminuèrent au moins de moitié et la prise de médicaments baissa elle-même considérablement. Le traitement fut momentanément interrompu. Quelques mois plus tard, les douleurs réapparurent, d'abord lentement, mais le client ne désira pas reprendre le traitement..

En pratique, vous trouverez aisément les signaux à fonction positive grâce à l'exploration de la grille (29).

18. La modélisation inconsciente

Dans le milieu familial et social où les humains vivent tout au long de leur enfance et de leur adolescence, ils modélisent tout et n'importe quoi à qui mieux mieux, pour le meilleur mais aussi parfois pour le pire. Ces innombrables modélisations comprennent l'apprentissage de la langue maternelle, un grand ensemble de codes sociaux et de politesse, une grande variété de manières de communiquer avec les autres (et aussi avec les animaux) selon l'âge, le rang social et d'autres contextes. Et ceci sans compter tous les savoir-faire, acquis dans des domaines variés, les modes d'évaluation de soi-même et des autres, des étrangers, etc.

Dans telle famille, il est important de communiquer avec respect et bienveillance les uns envers les autres. L'ouverture d'esprit, le regard vers l'extérieur sont encouragés, considérés comme des sources de plaisir et d'apprentissage. D'une certaine manière, cette famille-là pourrait presque passer élégamment inaperçue, puisque aucun problème n'attire l'attention !

Mais dans telle autre, les négociations se font en tapant du poing sur la table. Agressivité et hostilité font naturellement partie de cet univers. Il n'est pas nécessaire de projeter là une pathologie pour comprendre qu'une éducation dans ce milieu-là ne mène à rien de bon. Difficile d'y être heureux, semble-t-il. Au lieu de chercher une pathologie, on aidera davantage un enfant issu d'une telle famille en lui permettant de nettoyer son passé, mais surtout en lui donnant toutes les ressources positives, saines et constructives appropriées, afin qu'il puisse vivre une vraie vie. La recherche d'une névrose n'est pas nécessaire et pourrait même compliquer la situation.

Dans notre perspective, l'accord et les motivations de la personne à changer, à apprendre d'autres manières d'être et de vivre est fondamental.

19. Quand il n'y a apparemment pas de ressources

Bandler et Grinder racontent quelque part les mésaventures d'un étudiant vietnamien vivant aux USA. Bien qu'il parlât couramment l'américain, son intégration tenait du fiasco le plus total, comme s'il était doué pour faire ce qui était inapproprié, mais pas mauvais en soi, comme regarder longuement les gens dans les yeux, rester dans un silence tranquille dans la plupart des situations sociales, comportements honnis dans la société américaine ! En fait, il respectait parfaitement, sans en avoir conscience, des codes sociaux de son propre pays. Bandler et Grinder ont réussi à le sortir de là rapidement en lui enseignant, sous hypnose, tout un ensemble de ressources vitales, signifiantes et importantes, afin que la vie sociale à l'américaine lui devienne tout à fait familière. Il a pu ensuite s'intégrer rapidement.

Jean veut partir en vacances avec son amie. C'est la première fois qu'il part en vacances. Tout semble aller pour le mieux, mais il panique et n'arrive pas à faire ses bagages. On cherche un élément fondamental qui put être responsable de ce « blocage », mais on ne trouve rien. Pas de liberté essentielle bloquée, pas d'inhibition ou de mauvaise expérience, la grille reste muette. Or une particularité de sa vie émerge au cours de l'enquête : il n'est jamais parti en vacances avec ses parents et n'a donc jamais fait de bagages non plus ! Et maintenant, tout soudain, il doit accomplir toutes ces tâches inconnues, face à son amie dont l'approbation, pour ne pas dire l'admiration, lui est très précieuse. Sa difficulté vient du fait qu'il n'a jamais eu la moindre occasion d'apprendre certains choses, de développer les ressources nécessaires pour bien partir en vacances. Il est sans ressources, tout comme le jeune vietnamien de tout à l'heure.

L'absence de ressources dans une telle situation n'est rien d'autre qu'une absence de ressources L'idée qu'il y a toujours un problème psychologique derrière une difficulté est une fausse présupposition.

Le processus à utiliser est proche de celui qui traite les besoins non satisfaits (23). Il sert à installer des ressources positives, saines et constructives, qui constitueront le savoir-faire manquant. Le choix correct de ces ressources dépend largement de ce dont la personne a réellement besoin dans un contexte qui réclame d'être d'abord très bien défini.

Un manque total de ressources, pour gérer telle ou telle situation n'a, en soi, rien de pathologique. Si, durant vos vacances, vous vous trouvez au restaurant devant un menu incompréhensible écrit dans une langue inconnue, vous allez chercher un traducteur. Vous ne vous mettez pas à imaginer que quelque chose ne tourne pas rond avec vous !

De nouvelles ressources pour un domaine de vie (28)

TH : PS, considère d'abord le fait d'être sans ressources dans telle situation. Explore cette situation afin de voir quelles sont les ressources positives, saines et constructives dont [_____ prénom] a besoin pour s'y sentir à l'aise et y agir de manière appropriée.
Ces ressources peuvent être imaginées, faire partie des ressources de personnes que [_____ prénom] connaît, admire, apprécie, etc.
Lorsque tu disposes d'un bon ensemble de ressources qui permettent à [_____ prénom] d'être entièrement à l'aise dans cette situation, comme si il (elle) y avait toujours été, donne-nous un signal OUI.
PS : [...] OUI.
TH : Il s'agit maintenant de trouver des coaches qui pourront aller dans le passé de [_____ prénom] à des moments appropriés pour lui faire expérimenter graduellement ces ressources et les intégrer pleinement, de manière entièrement naturelle, comme si elles avaient toujours été là.
[Ces coaches peuvent être des humains, des personnages historiques, des personnages de légende ou de BD, des animaux et même des plantes. [_____ prénom] les trouve spontanément sa partie sage les lui suggère ou les deux]. PS, donne un signal OUI lorsqu'ils ont été trouvés.
PS : [...] OUI.
TH : PS, va donc en mission dans le passé de [_____ prénom], strictement inconsciemment, afin d'y installer ces ressources de la meilleure manière et au meilleur moment possibles. Fais vivre à [_____ prénom] toutes les expériences virtuelles dont il a besoin, comme si elles étaient réelles, et garde-les toujours strictement inconscientes. Merci de nous donner un signal OUI lorsque ce travail est entièrement terminé.
PS : [...] OUI.
TH : PS, imagine maintenant comme [_____ prénom] prend sa place, explore son nouvel environnement et y agit.
PS : [...] OUI.
[Faites un pont vers le futur].
TH : PS, est-ce que [_____ prénom] est maintenant à l'aise dans cette nouvelle situation ?

PS : […] OUI.
Si la réponse est NON, on refait une boucle.

La recherche avec la grille

Jusqu'à présent, nous avons présenté le contenu de la grille. Nous allons maintenant voir comment l'utiliser pour y trouver les éléments sensibles qui nous intéressent. Je dis « nous » parce qu'il est important que le client puisse collaborer à cette tâche. S'il reçoit une copie de la grille et qu'on lui donne des explications sur son fonctionnement, il se sentira plus confiant et plus responsable. Il pourra mieux participer au déroulement de son traitement. En outre, la partie sage enregistre discrètement et naturellement et spontanément le contenu et les enjeux de la grille au sujet de laquelle on pourra aisément lui poser toutes les questions nécessaires.

L'exploration de la grille (29)

TH : [à son client] : Qu'est-ce que vous désirez améliorer ou changer ?
Le client indique ce qu'il désire, et le travail commence en explorant la grille.
TH : PS, confirme-nous que tu connais maintenant les éléments fondamentaux de la grille ; autrement, nous les relirons.
PS : OUI.
TH : Pourrais-tu compter ceux qui jouent un rôle important concernant le problème dont [______ prénom] vient de parler ? Je vais dire des chiffres pour que tu puisses me communiquer combien il y en a. Okay ?
PS : Oui.
TH : Plus de six ?
PS : Non.
TH : Moins de six ?
PS : Oui.
TH : Quatre ?
PS : Non.
TH : Plus de quatre ?
PS : Oui.
TH : Cinq ?
PS : Oui.

Une autre approche consiste à nommer les éléments fondamentaux en commençant par le haut de la liste, puisque ce sont les plus probables. Notez On trouvera presque toujours des émotions conscientes ou inconscientes, des expériences traumatisantes ou pénibles.

Si un OUI apparaît concernant les croyances, les décisions limitantes, les auto-promesses, les identités, etc., on demande s'il y en a une ou plusieurs.

La plupart du temps, Il y une courte liste d'éléments, entre trois et cinq, parfois huit. On les traite toujours dans l'ordre où ils se sont présentés.

Chapitre IV

La boîte à outils — Seconde partie

Qui ne se plaint pas, au moins de temps en temps, d'être bloqué, inhibé ? Les inhibitions rétrécissent la vie de tant de personnes. On aurait voulu réaliser tel projet, apprendre une langue étrangère, exprimer ses sentiments envers une personne précieuse, faire ce voyage... La liste de ce qui n'a pu être vécu ou fait est parfois terriblement longue et n'a d'égale que celle des regrets et des souffrances.

La question des blocages et des interdictions est une question universelle. Nombreux sont les blocages et interdictions qui restreignent la vie, la rendent morose — tant de sources de souffrances que l'on souhaiterait bien pouvoir éviter. C'est une détresse existentielle. On la retrouve aussi, sous une forme inattendue, dans le Nouveau Testament. Le verbe traduit du grec ancien par « pécher » a pour tout premier sens : faire une pendule au tir à l'arc ou au javelot ! Pécher signifie d'abord manquer son objectif[1].

Dans cette perspective, il est donc vital de recouvrer ce que j'ai appelé des libertés essentielles[2]. Les libertés d'être soi-même, de s'aimer soi-même et d'aimer les autres, de pouvoir bien exprimer ses émotions, d'imaginer et de réaliser ce qui nous est cher constituent des liberté essentielles importantes.

Dans les domaines où nous sommes essentiellement libres, la vie suit naturellement son cours. C'est normal, cela va de soi, on ne pense guère qu'il puisse en être autrement. Il n'y a aucune résistance et le mouvement est entièrement naturel. Toutefois, si le moindre effort est requis pour effectuer telle action, penser telle pensée ou ressentir telle émotion, nous dirons que nous n'avons pas la liberté essentielle d'accomplir cette action, de penser cette pensée, de ressentir cette émotion car une liberté essentielle est toujours de nature inconditionnelle. Elle est là, ou elle n'est pas. Dès qu'apparaît le moindre effort, la moindre résistance, elle est considérée comme bloquée ou entravée. Cette dernière remarque est très importante pour la suite.

Certaines personnes sont très inhibées, ce qui se remarque dans leur comportement quotidien. Ce sont des gens que l'ont dit « coincés », ou « qui ont plein de filtres » ; ils ne peuvent tout simplement pas se permettre d'être naturels. Chez d'autres, les inhibitions se remarquent moins, mais sont tout

[1] Dans l'Odyssée, par exemple ,Ulysse, a faim et veut tirer des pigeons mais il les manque, car ce sont des pigeons sacrés : Zeus a dévié sa flèche, à lui le tireur d'élite par excellence.

[2] Le terme de permission, venant de l'Analyse Transactionnelle a un sens plus restreint, car une permission peut être justifiée ou non, jamais une liberté essentielle. En ce qui concerne la liberté essentielle, il ne s'agit pas de permettre, mais de « laisser être ».

aussi réelles, contraignantes, fatigantes et douloureuses. Comme ces inhibitions et ces blocages créent toujours de la souffrance, il est important de vérifier quel est l'état des libertés essentielles, qui sont nécessaires à une vie normale.

Voici donc une liste de ces éléments vitaux, toujours difficiles à répertorier du fait de l'impression d'évidence qu'ils donnent et du fait qu'ils se situent à la lisière de la conscience. A l'instar de celle de la grille, cette liste-ci n'est pas non plus exhaustive. Vous trouverez peut-être d'autres libertés essentielles à y ajouter. Permettez-vous aussi de reformuler celles-ci, lorsque c'est approprié.

Voici une liste de libertés essentielles :

Êtes-vous entièrement libre :
- D'avoir pleinement confiance en vous ?
- De vous apprécier pleinement ?
- De changer ?
- D'exister ?
- D'être dans le présent, d'être là ?
- D'avoir une vie, longue, saine et heureuse ?
- D'avoir un corps, de l'aimer, de l'apprécier et de le respecter ?
- D'être vous-même ?
- De réussir ?
- D'être de votre sexe, de l'apprécier et de le respecter ?
- D'être, de vous considérer et de vous sentir aimable ?
- De vous aimer vous-mêmes,
- D'aimer d'apprécier et respecter les autres êtres humains, les animaux, les plantes, la nature, etc. ?
- D'être sain(e) physiquement et de le savoir ?
- D'être sain(e) mentalement et de le savoir ?
- D'être sain(e) spirituellement et de le savoir ?
- De penser ?
- D'être autonome / D'être dépendant(e) ?
- De vous séparer / De vous attacher ?
- De grandir / De vous réaliser ?
- De pardonner aux autres / De vous pardonner vos erreurs ?
- De vous amuser ?
- D'être heureux(se) ?
- De ressentir, reconnaître, bien gérer et employer toutes vos émotions ?
- De ne pas être parfait(e) ?
- De prendre votre place ?
- De dire Oui, Non » (D'accepter / De refuser) ?
- D'avoir du plaisir ?
- De diriger / De déléguer ?
- De vous reposer ?
- De ne rien faire ?

- De demander ?
- De devenir ou d'être adulte ?
- De penser clairement / D'être lucide ?
- D'être à l'aise avec votre pouvoir et celui des autres ?
- D'être proche / D'avoir de l'intimité ?
- D'appartenir ?
- D'avoir des buts ?
- De faire des projets ?
- De réaliser pleinement vos objectifs ?
- De terminer ce que vous avez commencé ?
- De prendre le temps de bien faire les choses ?
- De ne pas vous presser,
- De ne pas vous stresser,
- De réaliser vos désirs ?
- D'agir ? de faire ce que vous avez décidé ?
- D'être une personne importante ?
- De faire confiance / De vous méfier ?

Il vaut la peine de prendre le temps de présenter cette liste à votre client, de le laisser la lire et ensuite de la commenter ensemble. On gagne ainsi un temps précieux. La plupart des gens réagissent très favorablement lorsqu'ils prennent connaissance de ces libertés essentielles. Cela leur parle, certains sont surpris, de nouveaux horizons s'ouvrent à eux et les prises de conscience sont fréquentes. Dans une atmosphère complice, le travail se fait plus léger, gagne en fluidité et en profondeur.

La partie sage effectue la recherche des libertés essentielles manquantes. On lui passe la liste en revue et elle donne un signal OUI pour chaque liberté pleinement présente. Mais à la moindre résistance, elle répond NON. C'est tout ou rien. La liste des NON varie beaucoup d'une personne à l'autre. Il peut y avoir un grand nombre de libertés peu inhibées ou un petit nombre très inhibées.

Après avoir établi la liste de toutes les libertés manquantes, la partie sage les classe par ordre d'importance, c'est-à-dire de la plus limitée à la plus légère. La plus limitée est traitée en premier. On vérifie ensuite la liste restante ; d'autres libertés peuvent s'être déliées spontanément ; c'est fréquemment le cas. Ces éléments semblent être organisés en grappes. Ainsi, la liste initiale diminue bien plus rapidement que si ses éléments étaient traités l'un après l'autre.

Un nouveau classement détermine maintenant la plus importante parmi celles qui restent. Le travail continue, en boucle, jusqu'à ce qu'elles soient toutes ouvertes à cent pour cent. Le processus s'accélère à chaque tour. Certaines sont parfois complètement indépendantes des autres et seront traitées séparément. Le processus est double. On fait une recherche transdérivationnelle des libertés essentielles manquantes avant de les traiter.

Recherche des libertés essentielles manquantes (30)

TH : PS, je vais te lire une liste de libertés essentielles, dont tout le monde devrait jouir pleinement. Nous les examinerons toutes les unes après les autres. Chaque fois que l'une d'entre elles est nommée, tu donnes un signal OUI si cette liberté essentielle est pleinement présente, NON si ce n'est pas le cas.. Tout ou rien. Okay ?
PS : OUI.
TH lit la liste, un élément après l'autre, de la première à la dernière liberté essentielle. Celles qui sont bloquées (réponses NON) sont notées et constituent la sous-liste qui sera maintenant traitée.
TH : PS, nous allons reprendre les libertés essentielles nommées dans cette sous-liste et rechercher laquelle est la plus importante. Quand tu l'a trouvée, donne-nous un signal OUI et un signal NON pour toutes les autres. Est-ce okay ?
PS :OUI.

Ouvrir une liberté essentielle (31)

TH : Okay. PS, examine cette première liberté essentielle et répertorie toutes les expériences qui ont amené à ce qu'elle soit inhibée. Classe-les de la plus ancienne à la plus récente et donne un OUI lorsque tu as terminé.
PS : [... OUI].
Continuez avec le processus en quatre points qui permet de rendre des expériences entièrement neutres et sereines (n°12).
Vérifiez ensuite que cette liberté essentielle est bien ouverte à cent pour cent, puis continuez ainsi] :
TH :PS, donne maintenant à [______ prénom] toutes les ressources dont il (elle) a besoin pour jouir pleinement de cette nouvelle liberté. Dis-nous OUI quand c'est fait.
Vous reprenez ici le processus de création de nouvelles ressources.
PS :[... OUI].
Pont vers le futur.
TH :Est-ce que, maintenant, [______ prénom] jouit pleinement de cette liberté ?
PS : OUI. Si la réponse est NON, voyez s'il manque encore des ressources ou s'il y a une objection, ce qui arrive parfois mais est extrêmement rare.
Complétez ce travail avec le processus de l'identité virtuelle (n°35-36)

Avec l'assistance de la partie sage, vérifiez quelles sont les libertés essentielles qui sont encore manquantes et continuez le travail — en boucle — jusqu'à ce qu'elles soient toutes pleinement ouvertes.

Nous verrons, plus loin, en explorant les ressources que peut donner une identité virtuelle, comment améliorer encore sensiblement ce travail.

Les motivations et métaphores de vie

Qu'est-ce qui nous fait vraiment vivre ? Qu'est-ce qui donne du sens à la vie, la rend joyeuse, heureuse et crée ce sentiment profond qu'elle vaut la peine d'être vécue, que malgré ses difficultés, parfois énormes, elle est belle ? Qu'est-ce qui, au contraire, la rend insipide, en fait une corvée, la rend tragique ou en fait une lutte continue, un vrai champ de bataille ?

Certes, ce qui arrive, c'est-à-dire les opportunités, une bonne santé, parfois ce qu'on appelle la chance, jouent un rôle, mais ce n'est de loin pas tout. Il y a des gens qui vont de l'avant, qui persévèrent malgré les obstacles et qui, au lieu de se plaindre, continuent à vivre dans des circonstances difficiles, conservent leurs motivations et leur joie de vivre, alors qu'ils pourraient se sentir complètement écrasés. C'est ici que les motivations de vie jouent un rôle important.

Les motivations de vie jouent un rôle prépondérant dans ce que nous pourrions appeler l'atmosphère, l'ambiance, le ton dans lequel nous vivons notre vie. Elles correspondent à ce que l'on peut appeler des « métaphore de vie ». La personne qui voit sa vie comme une école difficile, où les épreuves abondent, ne mènera certainement pas la même existence que cette autre, qui la considère comme une occasion d'apprendre en explorant et qui y voit une occasion de rencontrer heureusement les autres, d'aimer, de faire de belles découvertes et de vivre des accomplissements au goût de plénitude. Il en sera ainsi même si les deux personnes vivent des expériences relativement semblables.

Tout comme la notion de liberté essentielle, la notion de motivation de vie ne fait pas partie du vocabulaire éricksonien traditionnel. Souvenons-nous que, si notre modèle nous permet de faire aisément un travail éricksonien, il n'est pas non plus l'œuvre de Milton Erickson ! Tout modèle a sa propre vie, son propre développement et s'enrichit, se diversifie à sa manière propre.

La notion de motivation de vie rappelle ce que Robert Dilts[1] appelait « mission de vie ». L'espace et la perspective sont différents, beaucoup moins spécifiques pour les motivations de vie. Il est tout à fait possible de se passionner pour une activité considérée comme une mission de vie, au sein d'un espace défini par des motivations de vie saines.

S'assurer que les motivations de vie d'un client sont saines n'est jamais un luxe. Les motivations de vie constituent l'essentiel de certains problèmes. Nous en verrons un exemple tout-à-l'heure. Mais pour commencer, examinons une liste non exhaustive de motivations de vie saines :

- La joie de vivre,
- L'amour, l'appréciation et le respect de la vie,
- L'amour, l'appréciation et le respect de son corps,

[1] Robert Dilts a aidé sa propre mère à guérir d'un cancer terminal en l'amenant à redécouvrir une nouvelle mission de vie, alors qu'elle venait de terminer son rôle de mère de famille à plein temps, puisque ses enfants avaient quitté la maison. Voir la bibliographie.

- L'amour, l'appréciation et le respect des autres,
- L'amour, l'appréciation et le respect de soi-même,
- Grandir, apprendre et mûrir avec plaisir et pour le plaisir de le faire,
- Se réaliser selon sa propre identité naturelle,
- Etre sain (saine) en tout,
- Rencontrer sereinement les autres, les évènements, les opportunités et les aléas de sa vie.

Une motivation de vie saine est valable dans n'importe quel contexte que ce soit. C'est pourquoi on dit qu'elle est trans-contextuelle. Cette règle ne souffre aucune exception. La liste de motivations de vie donnée ci-dessus reste valable en toutes circonstances, même extrêmes. Par exemple, la joie de vivre, qui est une attitude intérieure, n'empêche nullement de ressentir le chagrin et de vivre pleinement un deuil. Bien au contraire.

Il y a cependant des motivations de vie qui ne sont pas saines, mais ambiguës. La plupart d'entre elles sont des valeurs ou des caractéristiques qui ne fonctionnent pas de manière trans-contextuelle, mais qui peuvent être liées à des besoins ou à des désirs. Enfin, quelques-unes sont carrément dangereuses.

Voici une liste de motivations et métaphores de vie ambiguës :

- Etre aimé(e), admiré(e), reconnu(e),
- Etre créatif(-ve),
- Perfection et harmonie,
- Aider les autres, enseigner quelque chose,
- Succès, ambition, arrivisme, réussir à tout prix,
- Pureté, sainteté,
- Sécurité,
- Vivre, c'est prendre des risques,
- Vivre, c'est relever des défis,
- Se sacrifier, remplir une mission,
- La lutte pour des valeurs (justice (vengeance), loyauté.

Certaines motivations de vie ambiguës ne donnent pas, de prime abord, l'impression d'avoir des effets malsains. Etre reconnu ou aimé constituent des expériences agréables et nécessaires à une vie équilibrée. La créativité est également un atout important dans la vie. La subtilité réside en ce que ces valeurs ne sont jamais trans-contextuelles c'est-à-dire valables dans tous les contextes, c'est-à-dire dans toutes les circonstances et toutes les situations possibles.

Par exemple, la célébration d'un anniversaire a lieu en faveur d'une personne bien précise. Ce n'est pas l'endroit idéal pour tenter de faire des ventes en tant qu'invité. Et pourtant, cela arrive parfois !

Ces motivations de vie non saines sont mises dans un ordre approximatif, allant des plus bénignes à celles qui sont dangereuses. Ainsi la pureté — fréquemment une valeur fétiche — joue-t-elle un rôle dans les génocides.

Imposer l'harmonie ne vaut guère mieux. Il devient impossible de gérer le moindre conflit. Un exercice utile consiste à imaginer les difficultés qui apparaissent lorsque certaines motivations de vie ne fonctionnent plus ou deviennent aberrantes selon les contextes.

La plupart des valeurs de la seconde liste sont toutefois importantes en tant que libertés essentielles. Les possibilités d'exprimer sa créativité, d'être dynamique, d'avoir de l'ambition, de créer de l'harmonie autour de soi, d'avoir du plaisir à aider quelqu'un ou à enseigner font partie de valeurs fécondes et civilisatrices. Par contre, se donner la permission de se venger, de faire soi-même sa propre justice, nous mène vite au bord d'un gouffre éthique et social.

Je me souviens d'un étudiant qui se sentait bloqué et confus. La concentration lui faisait défaut. Il était très sympathique, mais donnait une impression bizarre. Il semblait tendu, fatigué et toujours un peu ailleurs. Il ne comprenait pas ce qui lui arrivait. Il était pris dans des contradictions entre des libertés essentielles bloquées et des motivations de vie ambiguës.

Lors d'un premier entretien, aucune recherche transdérivationnelle n'a donné de résultats en explorant la grille. Puis, nous découvrîmes qu'il n'avait ni la liberté essentielle de vivre dans le moment présent, ni celle de réussir, tandis que le succès constituait sa principale motivation de vie. Il était enfermé dans un paradoxe existentiel. Il avait une motivation de vie ambiguë bloquée, à savoir le succès et n'avait pas le droit de vivre dans le présent et de réussir. Pour que sa situation puisse changer, il avait besoin de motivations de vie saines et de débloquer ces deux libertés essentielles : réussir et vivre dans le présent. Lorsque ce travail fut fait, il s'est rapidement libéré des contraintes qui limitaient son existence.

Ce travail prit trois séances, à raison d'une par semaine. Il revint une quinzaine de jours plus tard, pour faire le point et voir s'il y avait encore quelque chose à régler. Ce n'était plus du tout le même homme. Il donnait maintenant l'impression d'être plus grand, son visage paraissait lumineux, il était détendu et reposé. Même sa posture avait changé, il se tenait droit, souriait et se montrait totalement présent.

On commence donc par dresser les listes des motivations de vie saines et non saines de la personne en s'inspirant des listes données ci-dessus. On élimine d'abord les motivations non saines grâce au processus suivant. On crée ensuite des motivations de vie saines grâce à un second processus présenté ci-après :

Neutraliser une motivation de vie non-saine (32)

TH : PS, fais la liste de toutes les expériences qui ont conduit [______ prénom] à développer telle motivation de vie non-saine. Lorsque tu as trouvé toutes ces expériences, trie-les dans l'ordre chronologique allant de la plus ancienne à la plus récente. Donne un OUI lorsque ce travail est terminé.
PS : […] OUI.

TH : Merci. Rends maintenant toutes ces expériences entièrement neutres et sereines, selon le processus n°12. Donne-nous un OUI quand c'est fait.
PS : [...] OUI.
Vérifiez maintenant que toutes les expériences sont bien entièrement neutres et sereines. La création de nouvelles motivations de vie saines suit immédiatement.

Créer des motivations de vie saines (33)

TH : PS, choisis maintenant les ressources positives, saines et constructives qui permettront à [_____ prénom] de développer une ou plusieurs motivation de vie saines.
PS : OUI.
TH : PS, fais maintenant vivre à [_____ prénom], de manière strictement inconsciente, toutes les expériences qui lui sont nécessaires afin d'intégrer pleinement ces nouvelles ressources.
PS : [...] OUI.
TH : Okay.
Complétez ce travail avec le processus de l'identité virtuelle (n°35-36).

Quelques processus complémentaires

Trois processus importants viennent encore compléter ceux que nous venons d'étudier jusqu'ici. Ils améliorent la qualité des changements effectués et leur donnent une plus grande stabilité. Le dernier, qui concerne les suggestions post-hypnotiques nous permet en outre de prolonger le travail accompli bien au-delà des limites d'une séance, ou même de tout un traitement.

L'expérience « antérieure » qui change tout

Une série d'expériences pourrait-elle être différente, si une expérience, antérieure, donc plus ancienne que la série envisagée, eût été elle-même différente ? C'est une question à poser à la partie sage : « Y a-t-il une expérience antérieure à cette série qui, si elle avait été différente, ferait que cette série serait elle-même différente, ou n'aurait même pas existé ? ». C'est parfois le cas. La question mérite donc d'être posée. La série disparaît rarement, mais la situation peut changer dramatiquement. Lorsqu'une telle expérience est rendue neutre et sereine, les expériences de la série deviennent beaucoup plus légères et de nombreuses ressources se développent spontanément.

Repérer et changer une expérience antérieure (34)

TH : PS, y a-t-il une expérience antérieure à la plus ancienne de cette liste qui, si elle avait été différente, aurait éliminé le problème, ou diminué son importance, la liste d'expériences à neutraliser devenant plus légère ?
Si la partie sage répond par NON, on passe immédiatement à l'étape sui-

vante, à savoir rendre la liste d'expériences entièrement neutre et sereine. Si la réponse est OUI, on traite d'abord l'expérience antérieure.
TH : PS, rends cette expérience antérieure entièrement neutre et sereine selon les quatre étapes du n°12 :
1) Établis la liste de toutes les ressources positives, saines et constructives permettant de la rendre neutre, sereine et constructive ;
2) Fais vivre à cette personne toutes les expériences nécessaires, strictement inconsciemment, afin qu'elle acquière immédiatement ces ressources ;
3) Toujours strictement inconsciemment, fais revivre l'expérience à la personne, jusqu'à ce qu'elle soit entièrement neutre et sereine ;
4) Vérifie qu'il en est bien ainsi.
PS : [...] OUI.
TH : Est-ce que la liste d'expériences a changé ?
Si la réponse de La PS est NON, on continue simplement en transformant la liste telle qu'elle est. Mais si la réponse est OUI, on continue ainsi :
TH : PS, la liste a-t-elle disparu (OUI) ou a-t-elle changé (réponse NON) ?
C'est rarement OUI. Dans ce cas, ce travail est terminé, puisqu'il n'y a plus d'expériences à transformer. Le plus souvent, la réponse est NON :
TH : La liste est-elle plus légère ou plus courte ?
PS : OUI.
On continue, avec la nouvelle liste, toujours en suivant le processus n°12. Le processus de l'identité virtuelle (ci-dessous) vous permet de stabiliser pleinement ce travail.

Les apports et les bienfaits des identités virtuelles

Lorsque nous avons rendu une suite d'expériences neutres et sereines, un autre processus permet d'améliorer la stabilité des changements effectués et de leur donner également une plus grande envergure. Ce processus s'effectue à la suite du premier. Il est fondé sur les questions suivantes : « Comment serait cette personne, si elle n'avait pas vécu les expériences négatives que l'on vient de rendre neutres et sereines ? Y a-t-il des croyances qu'elle n'aurait pas développées ? Ou : quelles autres croyances, positives et ouvertes, aurait-elle acquises ? Aurait-elle acquis d'autres ressources positives, saines et constructives ? Serait-il possible de s'inspirer d'une telle identité virtuelle, afin d'améliorer encore la situation de la personne réelle ? ».

La partie sage construit un scénario imaginaire de la vie de la personne, dans lequel aucune des expériences traumatisantes n'a jamais eu lieu !

Les deux scénarios, c'est-à-dire la vie réelle de la personne et le scénario imaginaire sont ensuite comparés. De nombreuses expériences diffèrent entre les deux. Chez la personne réelle, la partie sage marque toutes les expériences qui sont différentes de celles du sosie imaginaire. Ces expériences ont été vécues autrement et marquent la différence entre les deux scénarios. Lorsqu'elles sont rendues entièrement neutres et sereines, les dernières traces de traumatismes qui pourraient rester vont petit à petit s'effacent à leur tour.

Mais il y a plus encore. Le sosie imaginaire, qui a vécu une vie plus facile, pourrait avoir développé d'autres ressources, positives, saines et constructives, dont la personne réelle est naturellement dépourvue. Si ces dernières sont intégrées, le changement sera beaucoup plus riche et gagnera en profondeur.

Pour ce faire, les expériences différentes (chez la personne réelle) doivent d'abord être neutralisées, avant que l'on ne puisse transférer les ressources positives, saines et constructives éventuelles de l'identité virtuelle. On évite ainsi tout risque de confusion ou de paradoxe.

Identité virtuelle — Première partie : les expériences (35)

TH : PS, pourrais-tu imaginer un scénario de vie où [_____ prénom] n'a jamais eu les difficultés et problèmes que nous connaissons ?
PS : OUI.
TH : Merci, PS. Génère ce scénario de vie virtuelle alternative. Quand tu as terminé, donne-nous un signal OUI.
PS : [... OUI].
TH : Okay. Maintenant, repère chez [_____ prénom] toutes les expériences qui sont différentes de celles de l'identité virtuelle de [_____ prénom] et trie-les de la plus ancienne à la plus récente.
PS : [... OUI].
TH Rends toutes ces expériences entièrement neutres et sereines (n°12)..

Identité virtuelle — Seconde partie : les ressources (36)

TH : Maintenant, PS, compare les ressources positives, saines et constructives de la personne virtuelle à celles de la personne réelle. La personne virtuelle a-t-elle des ressources positives, saines et constructives que la personne réelle n'a pas ?
[Si la réponse est NON, le processus est terminé. Par contre, si c'est OUI, continuez ainsi :]
TH : PS, rassemble toutes les ressources positives, saines et constructives de la personne virtuelle, que la personne n'a pas et fais-en la liste exhaustive.
PS : [... OUI].
TH : Fais maintenant vivre à [_____ prénom], strictement inconsciemment, toutes les expériences nécessaires qui lui permettent d'intégrer pleinement ces ressources. Donne-nous un signal OUI quand ce travail a été entièrement effectué.
PS : [... OUI].
TH : Est-ce que [_____ prénom] dispose maintenant de l'ensemble des nouvelles ressources de l'identité virtuelle ?

Le futur imaginaire

La réussite d'un apprentissage n'implique malheureusement pas que ce dernier soit directement applicable dans un contexte autre que celui dans lequel il a été fait. C'est une question dont nous allons devoir tenir compte.

Cette question se pose déjà à l'école primaire, lorsque les élèves apprennent la règle de trois en arithmétique, ou les accords du participe passé en français. Un élève fait une brillante description de ces règles, tout en étant incapable de les utiliser correctement. Ou le contraire : Il sait très bien les appliquer mais demeure absolument incapable de les décrire. Les contextes de l'apprentissage des règles, d'un côté, et de l'autre, ceux de leur utilisation ne sont pas semblables, voire incompatibles ! Certains élèves n'arrivent tout simplement pas à passer de l'un à l'autre, tout en ayant les connaissances. Le pont vers le futur vise à faciliter cette intégration et à la rendre aussi fluide et aisée que possible.

Par conséquent, les nouvelles ressources données lors d'un apprentissage doivent toujours être testées et utilisées dans un espace dynamique, comme c'est le cas pour une partie interne que l'on vient de recadrer. Les nouveaux réflexes et habitudes prennent un certain temps pour s'intégrer naturellement. Pour la partie interne, ce mûrissement se fait en temps réel (quatre à six semaines). Cette intégration commence durant la séance grâce à des suggestions post-hypnotiques et des ponts vers le futur.

Comme le montre le processus ci-dessous, on informe d'abord la partie sage de ce que l'on désire faire. Souvenez-vous que cette phase d'information est toujours importante. Nous en avions déjà parlé à propos de la grille, des libertés essentielles et des motivations de vie. Un pont vers le futur s'effectue dans les trois phases que décrit le processus suivant.

Générer des futurs imaginaires (37)

TH : [description]. PS, tu vas faire maintenant trois ponts vers le futur, chacun de quatre à six semaines. Le premier demeure visuellement et auditivement inconscient ; mais la personne ressent les effets kinesthésiques, c'est-à-dire l'aisance et la confiance qui grandissent. Le deuxième inclut également la dimension auditive. Le troisième est conscient.
TH : [phase 1]. : PS, fais vivre à [_____ prénom] un pont vers le futur inconscient, sauf pour les impressions kinesthésiques, de quatre à six semaines. Durant ce temps, il s'exercera de manière ludique à utiliser ses nouvelles ressources, dans les contextes appropriés. Donne-nous un signal OUI dès que cette exploration est terminée.
PS : […] OUI.
TH : [_____ prénom], souvenez-vous doucement que vous avez la liberté de me parler, en hypnose, dans votre transe… En quelques mots, avez-vous ressenti un gain durant cette expérience ?
Cl : … … … [suit éventuellement un court dialogue]

TH, phase 2 : PS, fais vivre à [_____ prénom] un deuxième pont vers le futur de quatre à six semaines, un peu plus conscient, où il est capable d'entendre, de parler et de ressentir, et où il s'exerce également de manière ludique et exploratoire à utiliser ses nouvelles ressources dans le contexte choisi. Donne-nous un signal OUI dès que cette exploration se termine dans le présent.
PS : […] OUI.
TH : [_____ prénom], souvenez-vous doucement que vous avez la liberté de me parler, en hypnose, dans votre transe. … En quelques mots, avez-vous ressenti un gain durant cette expérience ?
Cl : … … … (suit éventuellement un court dialogue)
TH, phase 3 : PS, fais vivre à [_____ prénom] un troisième pont vers le futur de quatre à six semaines, cette fois conscient, où il découvre pleinement ses nouvelles ressources dans le contexte choisi. Donne-nous un signal OUI dès que cette exploration se termine dans le présent.
PS : […] OUI.
Lorsque la personne revient dans la pièce, on la distrait discrètement du contenu de ces processus en reprenant une conversation commencée avant la transe ou en parlant d'autre chose sur un mode extraverti. L'inconscient est ainsi laissé tranquille à sa tâche.

L'utilisation du futur imaginaire est extrêmement vaste et variée. Quelques exemples seront présentés plus loin. Vous en découvrirez bien d'autres par vous-mêmes, car le processus devient rapidement intuitif.

Les suggestions post-hypnotiques

On nomme ainsi un phénomène naturel et spontané, qui consiste à suggérer une chose qui ne sera accomplie que dans l'avenir, peut-être à un moment précis. Ainsi avons-nous tous fait, une fois ou l'autre, un nœud à notre mouchoir afin de nous souvenir d'acheter un journal ou de poster une lettre. C'est l'anticipation par excellence. On se réjouit d'un événement à venir, d'une fête, tout en imaginant dans quel état d'esprit on va se trouver.

Quelques réflexions théoriques

Ce même processus fonctionne également en hypnose. Vous l'avez d'ailleurs déjà rencontré dans le processus d'élimination des surcharges émotionnelles (le n° 10). Vous en retrouverez plus loin un exemple amusant à propos de la couleur d'un bloc opératoire. Comme ce processus est extrêmement important, je vous propose d'envisager différentes manières de vous en servir dans des contextes variés.

En faisant des ponts vers le futur, les suggestions post-hypnotiques fonctionnent spontanément, puisqu'elle sont impliquées dans la structure du langage. Le pont vers le futur est une forme d'anticipation.

Lorsque nous demandons à la partie sage d'accomplir une ou des tâches spécifiques, de manière continue ou répétée, dans les jours, les semaines ou les mois qui suivent, cette double question, que nous avons déjà rencontrée, lui est chaque fois posée :

• Première question : Es-tu d'accord d'accomplir telle tâche, dans telles circonstances, etc. ?

• Seconde question : Es-tu également d'accord de prendre la responsabilité de le faire ?

Ainsi serez-vous sûr que la partie sage est pleinement d'accord d'accomplir la tâche (il n'y a pas de résistance) que vous lui avez demandée et qu'elle s'est engagée à faire. Autrement, vous ne saurez jamais où vous en êtes.

Troisièmement, les suggestions post-hypnotiques peuvent aussi servir à mettre en route ou à stopper des activités, des émotions, des attitudes ou des pensées. Les deux situations pratiques suivantes montrent comment cela se passe de manière concrète.

Premier exemple : persévérer dans les études

Un étudiant en médecine, très sensible au stress, se met à travailler et préparer ses examens de manière compulsive. On sait toujours à quel moment il s'y met, mais personne au monde ne pourrait savoir quand il va s'arrêter. Il n'y a pas de limites définies à son temps de travail. Cette situation crée beaucoup de fatigue, et il travaille en dents de scie. Son apprentissage en souffre naturellement. Par moment, tout semble bien aller, puis c'est l'épuisement et la catastrophe :

— J'en ai marre ! J'en ai ras le bol ! je crois que je vais tout plaquer et aller vendre des burgers au MacDo !

— Peut-être y aurait-il quelque solution intermédiaire, entre travailler de manière acharnée sur vos cours de médecine ou vendre des burgers et des frites ?

— Que voulez-vous dire ?

Je lui ai proposé de voir comment il pourrait planifier son travail, en décidant quand il allait commencer à travailler et quand il allait s'arrêter. Pour la plupart de nos activités, il est nécessaire d'avoir le sens du début et de la fin — c'est-à-dire le moment où l'on va s'arrêter, passer à autre chose ou faire une pause. Autrement les contextes sont flous. La confusion et la fatigue ne tardent pas à s'imposer. Comme cet étudiant n'était pas capable de s'arrêter de travailler par lui-même, nous avons créé des suggestions post-hypnotiques appropriées qui devaient induire ce comportement. J'ai appris, après quelques semaines, qu'il allait bien, mais je ne l'ai plus jamais revu.

Je le rencontrai par hasard une quinzaine d'années plus tard. Il avait complètement changé. Il était devenu médecin, et un médecin très respecté. Il m'a tout de suite parlé de notre dernière séance, comme si elle datait d'hier :

« Le lendemain, j'étais en train de travailler à fond depuis assez longtemps, lorsque tout soudain, j'ai eu envie d'arrêter. Je n'y comprenais rien... Je me demandais ce qui pouvait bien m'arriver, car cela n'avait pas de sens. Puis je me suis souvenu de notre séance, de ces phases de travail et de repos, des suggestions. Ce fut comme une illumination, ce truc marchait, pas possible ! A ce moment-là, je repris courage et décidai de terminer mes études de médecine. Ce n'était plus un problème. Tout cela était tellement fascinant que je suis devenu anesthésiste, et avec une formation spéciale en hypnose ! ».

Second exemple : la planification d'un congrès

Une étudiante et assistante à l'Université devait organiser et présenter un congrès. Lorsqu'elle vint me voir pour parler de ce projet, elle avait déjà fait du travail en hypnose à plusieurs reprises comme soutien pour ses travaux d'études. Elle est revenue précisément parce qu'elle savait qu'un travail en hypnose pourrait l'aider à faire une excellente présentation de ce congrès.

— Vous désirez donc faire tout ce que vous pouvez afin que l'organisation et la présentation de ce congrès soit impeccable ?

— Oui, je désire être au top !

— Très bien. Que désirez-vous précisément comme ressources pour être au top sans vous épuiser ?

— Comme je viens de vous le dire, je désire me sentir au top, avoir l'esprit clair, me sentir capable de parler avec aisance au public, faire un excellent boulot, quoi !

— Et votre repos ? Y a-t-il des pauses dans le programme ?

— ... ...

— Vous ne pouvez pas faire tout ce travail non stop sur deux jours et demi sans vous fatiguer et avoir des moments de fatigue ou de faiblesse. Comme vous êtes jeune, il vous est facile de forcer, mais ce n'est pas une bonne solution. Je vous propose de considérer votre programme et de voir comment l'améliorer afin d'y inclure des moments de repos et de tranquillité.

Le détail du programme montra qu'il y avait assez de périodes creuses qui lui permettaient d'avoir des plages de repos ou de récupération suffisantes. Nous les avons programmées grâce à des suggestions post-hypnotiques et des ancrages, qui ouvraient des espaces de détente, de relaxation, de repos, et qui lui permettaient de reprendre son travail juste là où elle l'avait laissé, avec une meilleure énergie.

Après le congrès

— Alors, comment cela s'est-il passé ?

— Les différentes phases de travail et de tranquillité se sont harmonisées spontanément. Je n'ai pratiquement jamais eu besoin d'y penser, cela se faisait tout seul ! J'avais toujours de l'énergie et l'esprit très clair au moment où j'en avais besoin. Je viens de passer un excellent week-end, peu fatiguant.

Les tâches éricksoniennes

Ces tâches sont proposées comme des activités, réelles ou métaphoriques, qui se réalisent au cours d'une séance, entre deux séances, parfois même après une première séance, comme ce fut le cas pour la dame aux escaliers de Phœnix. De très nombreuses tâches sont aussi effectuées par la partie sage de manière inconsciente. Presque tous les processus que nous utilisons fonctionnent de cette manière[1].

Nous avons utilisé un processus de tâches inconscientes pour éliminer une pression émotionnelle, avant de pouvoir en traiter la source. Souvenez-vous : c'est le premier élément de la grille.

A la suite d'une première séance, client et thérapeute s'accordent souvent sur des objectifs à explorer ou à réaliser dans la ou les séances suivantes. la partie sage peut générer des métaphores qui prépareront le travail et créeront un climat propice à sa réalisation. Par exemple, des métaphores « racontées » en mode subliminal jusqu'à telle date, tant de jours ou tant de semaines, à des moments où l'esprit est relativement tranquille.

Dans les suggestions post-hypnotiques, les temps doivent être donnés avec précision. S'ils sont flous, le processus ne fonctionne pas ou devient aléatoire. Afin de conserver cette précision, on demande à la partie sage de confirmer, comme nous l'avons vu, qu'elle est d'accord de mener la tâche à bien et aussi de prendre la responsabilité de le faire.

Créer une tâche inconsciente (38)

TH : PS, [_____ prénom] et moi avons décidé de travailler sur les libertés essentielles la prochaine fois que nous nous verrons. Ce sera à telle date, dans tant de jours.
Jusque-là, pourrais-tu lui raconter, ou lui susurrer des métaphores plus ou moins subliminales, qui prépareront ce travail et, peut-être, libéreront déjà quelques inhibitions ?
PS : OUI.
TH : Es-tu d'accord de le faire ?
PS : OUI.

[1] Chaque fois que nous demandons à la partie sage de créer des ressources, de transformer des expériences, de refaire une histoire de vie, nous utilisons implicitement ce type de tâche dite éricksonienne. Il est tout à fait possible de demander à l'inconscient ou à la partie sage d'accomplir des choses dont nous n'avons aucune idée sur la manière de les faire.

TH : Es-tu aussi d'accord de prendre la responsabilité de le faire ?
PS : OUI.

Cet exemple est simple. Il arrive fréquemment que les tâches confiées à la partie sage soient beaucoup plus complexes. La description faite à la partie sage doit être claire et présentée en segments si elle dépasse une certaine longueur. Les dialogues que vous avez avec la partie sage d'une personne sont semblables à ceux que vous avez avec quiconque. Prenez bien votre temps. Le dialogue avec la partie sage n'affaiblit jamais la transe, puisque c'est elle-même qui la génère et qui la maintient.

Vérité et métaphores

Les hypothèses et les notions qui sous-tendent notre modèle — ou l'une ou l'autre de ses parties — sont-elles vraies ? Sont-elles réelles ? Peut-on les prouver ? Oui et non[1]. Au mieux, ces questions demeurent indécidables, alors que les résultats obtenus sont fiables. Nous nous sommes retrouvés avec cinq à six pour cent d'échecs. Le lien entre vérité et métaphore est inextricable, tout comme celui entre science et poésie. Cette histoire japonaise le montre à sa manière.

Dans un monastère Zen où le silence faisait loi et était absolu, les disciples du Maître n'avaient le droit de ne lui poser qu'une seule question par année. Le moment venu, l'un d'eux lui demanda :

> *« Qu'est-ce que la vie, Maître ? »*
> *Le maître lui répondit :*
> *« La vie est une métaphore ».*
> *Le disciple eut toute une année pour réfléchir à cette réponse.*
> *L'année suivante, ce même disciple demanda :*
> *« Maître, une métaphore de quoi ? »*
> *Le Maître lui répondit :*
> *« De la vie ! ».*

Certes, toutes nos expériences nous paraissent bien réelles et concrètes, bien que nous vivions et agissions dans un univers « métaphorique ». Au cours d'un séminaire, quelqu'un demanda à Paul Watzlavic :

> *« How much is the world real ? » (Dans quelle mesure le monde est-il réel ?)*
> *« Not very much ! » (Pas beaucoup !)*[2].

Nous ne savons même pas si le passé existe encore quelque part et s'il serait possible d'y voyager, au moins subjectivement, afin de le réparer et de le remettre en ordre. Pour ne rien dire du futur. Que les descriptions

[1] Cette question importante sera reprise en détail dans un prochain chapitre.

[2] Quelques mots de Paul Watzlavic, lors d'un séminaire qu'il a donné à l'université de Neuchâtel, en Suisse romande, dans les année 1990..

que nous en donnons soient réelles ou métaphoriques, les résultats et les changements qui se produisent demeurent les mêmes. Des approches ou des métaphores différentes génèrent fréquemment des guérisons et des changements semblables. Les chemins sont multiples, mais nombreux sont ceux qui se rejoignent.

Il est possible, qu'un jour, les neurosciences nous donnent davantage d'éclaircissements sur ces sujets passionnants. Certains clients, intéressés par ces questions, ont parfois besoin de parler de cet aspect du modèle. En effet, pour l'utiliser avec succès, il n'est pas nécessaire de croire qu'il soit « vrai ». Il suffit de le considérer simplement comme plausible et d'avoir envie de s'en servir pour le tester.

Dans la même foulée, on constate une similitude intéressante entre ce que nous avons appelé « des expériences rendues neutres et sereines » et certaines notions tirées de la philosophie indienne, à savoir des Védas, à propos du karma.

> *« La méditation et le travail spirituel ont pour but de griller les graines du karma, afin que celles-ci ne puissent plus jamais germer. Tant qu'elles demeurent vivantes, elles peuvent porter des fruits mais, lorsqu'elles sont « frites », elles n'ont plus aucun pouvoir, c'est absolument terminé. Et nous sommes alors entièrement libres de leur influence ».*

Les expériences passées, sources des perturbations du présent, demandent constamment de l'attention. Elles semblent comparables à ces graines karmiques que le yogi doit brûler par l'ascèse et la méditation, afin d'être vraiment libre. Rendre des expériences neutres et sereines… griller des graines karmiques, voilà des métaphores isomorphes. L'une ou l'autre pourra servir selon la situation culturelle ou le contexte.

Dans les chapitres suivants, nous verrons des situations réelles. Mais avant d'en arriver là, nous porterons encore notre attention sur ce que nous appelons la « cartographie du traitement ».

Comment cartographier un traitement

Nous allons maintenant faire une première synthèse pour voir comment utiliser l'ensemble des outils présentés jusqu'ici et comment procéder. Voir dans quel ordre le faire et également s'assurer que les données écologiques soient respectées. Nous avons appelé « cartographie du traitement » un ensemble de réponses possibles à ces questions. Je vous invite à les aborder dans une perspective aussi visuelle que possible.

En se représentant les processus sous forme d'images, il est plus facile de les mémoriser et de les décrire créativement. La mémoire auditive ne permet pas de s'assurer qu'aucun élément ne soit laissé de côté. Mais l'image ouvre un horizon, permet d'en envisager toutes les possibilités et de choisir l'approche qui conviendra au mieux. Cette attitude renvoie à la personne traitée une impression de calme et de détente, qui émerge ainsi tout naturellement.

Comment agencer les étapes du traitement

Trois catégories d'éléments peuvent être améliorées ou changées ; les éléments de la grille, les libertés essentielles, et les motivations de vie.

De nombreux problèmes sont liés à des blocages associés aux éléments de la grille, mais ce n'est pas toujours le cas. Une simple interdiction d'être aimable (liberté essentielle manquante) peut, à elle seule, saboter une vie, tout autant qu'un traumatisme. L'interdiction d'être compétitif crée aussi du sabotage.

Par conséquent, il est important de vérifier non seulement le contenu de la grille, mais aussi les libertés essentielles et les motivations de vie, ces dernières ne constituant pas un domaine moins important que les deux autres. Donnez-vous tout le temps nécessaire pour faire ces explorations. Chacune pourra être suivie du travail à effectuer dans son domaine propre. Vous allez certainement développer votre propre style assez rapidement.

L'exploration avec la grille fait fréquemment émerger des situations, des expériences à améliorer ou changer, qui occuperont quelques séances au moins. Commencez par le premier élément de la liste. Bien que ce modèle provoque souvent des résultats rapides, effectuez les changements en respectant et le rythme de votre client et le vôtre. Le rythme deviendra ainsi optimal. Que le modèle fonctionne rapidement ne demande pas que vous travailliez rapidement. Au contraire, vous gagnerez du temps en prenant bien votre temps.

J'ai toujours fait des séances assez longues, ce qui me permet de prendre tout mon temps. C'est une question de sensibilité. Une séance trop longue pourrait aussi saturer le client. Quoi qu'il en soit, il vaut la peine, vers la fin d'une séance, de disposer de quelques instants pour parler de ce qui s'est passé et faire un bout d'intégration ensemble. La séance se termine ainsi tout en douceur.

Après un changement profond, au cours duquel un grand nombre d'expériences ont été rendues neutres et sereines, l'intégration des ressources issues d'une identité virtuelle donnera une grande stabilité au travail qui vient d'être effectué.

Il est aussi impératif de vérifier si la personne a bien conservé toutes les ressources positives, saines et constructives qu'elle avait avant ces changements. Dans le cas où des ressources ont été perdues ou affaiblies, on se réfère immédiatement au processus n°5.

Avant un changement d'histoire de vie, vérifiez si les changements effectués pourraient avoir, pour cette personne, des conséquences négatives, dangereuses ou désagréables, dans son avenir proche, moyen ou lointain.

C'est donc tout à la fin, que les changements d'histoire de vie interviennent et permettent à la personne de disposer d'un nouveau passé, maintenant pleinement en accord avec sa vie, comme si l'ancien passé n'avait jamais été.

Afin d'utiliser de manière optimale le temps d'une séance, le thérapeute a tout intérêt à calibrer son orientation temporelle intérieure. Pour ce faire, on visualise, tout au début de la séance, une horloge à aiguilles indiquant l'heure de la fin de la séance. Cette visualisation facilite le déroulement de la séance. Gardez toutefois une horloge en vue !

A l'instar de son client, l'hypnothérapeute est lui-même en transe, qu'il en ait conscience ou non. Il est dans l'état de transe dont il a besoin pour induire des transes chez autrui. Il sort également de transe à l'issue de la séance.

Nous avons là un bon aperçu des changements, transformations et apprentissages que permet notre modèle, qui est aussi auto-génératif. Plus vous l'utilisez, plus vous serez naturellement amené à l'approfondir et à y faire émerger de nouvelles possibilités. C'est une question de pratique, de temps, de persévérance, et d'observation patiente. Laissez à votre client cette même liberté, laissez-le regarder et voir ce qui se passe dans les coulisses de ses propres transformations et donnez-lui également la permission d'oublier. Permettez-vous de demander des feed backs, lorsque vous en avez besoin. Il y aura ainsi une clarté, une transparence bienvenue, qui enrichiront l'expérience de l'un et de l'autre.

Dans le domaine de l'hypnose, comme dans beaucoup d'autres domaines d'ailleurs, il n'est pas possible de transmettre quoi que ce soit à sens unique. Le retour fait intrinsèquement partie de la transmission, tout comme la vague retourne à la mer après s'être étendue sur le rivage. Restez donc aussi ouvert que vous le pouvez, et permettez-vous de recevoir sans crainte, car vous n'éviterez jamais d'être vous-même transformé par les changements que vous amener d'autres personnes à vivre.

DEUXIÈME PARTIE

L'Hypnose en action

Chapitre V

Etre libre du passé

Nombreuses sont les personnes qui ont vécu des expériences pénibles, douloureuses et traumatisantes et qui, malgré tout, s'en sortent très bien. Une expérience d'allure traumatisante ne crée pas nécessairement un traumatisme. Le retour sur cette expérience crée, ou ne crée pas, de traumatisme, selon la manière dont le souvenir est interprété, réédité, car il est impossible d'évoquer un souvenir sans que cela n'entraîne quelque modification de ce souvenir. Les expériences passées, qui ont été neutralisées, grâce aux processus décrits plus haut, peuvent être comprises également comme si elles étaient maintenant réinterprétées différemment. Dans cette nouvelle perspective, ni le passé, ni les expériences qu'il contient ne dominent plus le présent.

Pour bien illustrer ce point important, voici l'histoire de deux jumeaux qui avaient failli se noyer dans leur petite enfance. L'un deux développa une phobie de l'eau très incapacitante, tandis que son frère fut fasciné par l'eau, apprit rapidement à nager et devint maître-nageur et sauveteur.

La manière dont les événements traumatisants ont été vécus, ainsi que la manière dont ils furent interprétés et réédités dans les souvenirs jouent un rôle fondamental. Tout trauma semble avoir au moins deux dimensions : une expérience initiale et un retour sur cette expérience.

Une phobie venue de nulle part

André est un homme dans les 45 ans. Il vint me voir pour une phobie très spécifique. Rien que penser à un hôpital le mettait mal à l'aise. Depuis toujours, aussi loin qu'il s'en souvienne, il a détesté les hôpitaux. Il lui était pratiquement impossible d'y entrer. S'il devait absolument faire une visite à un membre de la famille ou une connaissance proche, c'était un calvaire. Il ne le faisait que s'il ne lui était absolument pas possible d'agir autrement, s'il risquait de perdre la face ou de blesser gravement un proche.

Les choses prirent une tournure dramatique, lorsqu'il dût lui-même aller à l'hôpital pour une intervention bénigne. Sa phobie revint en force et le prit complètement au dépourvu. Il était terrorisé, bien qu'il sût pertinemment que l'intervention en elle-même serait bénigne.

André n'a aucun souvenir conscient qui donne sens à cette phobie. Mais juste en passant[1], il mentionne que, dans sa toute petite enfance, il a fait un séjour dans un hôpital, pour des raisons qu'il ignore. Il aurait été séparé de sa famille pendant trois ou quatre semaines. Il a entendu parler de cet événement de manière fortuite. Juste une remarque faite par ses parents, par hasard, au détour d'une conversation. Ses parents n'attachaient aucune importance à cet événement lointain. Tout s'était tellement bien passé...

André apprend aisément à dialoguer avec sa partie sage et la transe lui est facile d'accès. Je demande à sa partie sage si l'expérience à laquelle il fait allusion est bien réelle, si elle a bien eu lieu et si elle donne du sens à sa phobie. C'est bien le cas. Rien d'autre à signaler dans l'exploration de la grille. Il n'y a pas d'autre cause.

Cette information nous a fait gagner du temps. Autrement, il aurait fallu faire une recherche transdérivationnelle pour la retrouver. L'information aurait alors pris une forme un peu différente. La partie sage aurait bien indiqué une ou plusieurs expériences traumatisantes à neutraliser, mais nous n'aurions pas forcément su qu'il s'agissait d'une hospitalisation de près d'un mois. En d'autres termes, nous n'aurions sans doute pas eu d'information sur le contenu de cette ou de ces expériences. Les choses se passent d'ailleurs le plus souvent ainsi.

Lorsqu'un problème génère des symptômes intenses, il donne généralement l'impression d'être très important et complexe. Mais c'est loin d'être toujours le cas. La situation d'André me rappelle l'histoire d'un étudiant. Cet étudiant venait de rater des examens préalables en vue d'une formation de physiothérapeute. Il avait échoué deux fois à une épreuve de français. Il avait beau s'y préparer soigneusement, rien n'y faisait.

Son problème consistait en un « petit accroc » dans son histoire de vie. En deux ou trois séances, tout fut remis en ordre. Il passa brillamment ses examens. Plus tard, il revint me voir car il ne comprenait pas comment sa situation s'était débloquée. Lorsqu'il découvrit que son blocage n'était apparemment qu'un grain de sable, il lui parut absurde de s'être laissé piéger ou berner par quelque chose d'aussi banal. C'était très important pour lui de comprendre.

— C'est tellement bête ; je n'y comprends rien !

— Vous m'avez dit que vous faites du tir au javelot, n'est-ce pas ?

— Oui, c'est vrai, mais je ne vois pas le rapport.

— Qu'est-ce qui se passe, au lancer de javelot, si vous avez juste une toute petite pierre dans votre chaussure ?

— Eh bien ! Le tir est foutu !

— Même si la pierre est vraiment toute, toute petite ?

[1] Ces petites remarques, faites juste en passant et qui n'ont apparemment l'air de sont assez courantes. C'est pourquoi il est si important de bien écouter, dans tous les détails, ce que dit le patient. On peut y voir un petit coup de pouce discret de l'inconscient de la personne pour faciliter le traitement.

— Ah, c'est ça ! Je vois ce que vous voulez dire. En effet la taille du caillou n'a aucune importance. Il est là et c'est tout.

— Et la « taille » du problème non plus. Les symptômes ne sont pas proportionnels. Cette observation se vérifie aussi en physiothérapie.

— C'est bien cela, tout est clair, maintenant.

Pour en revenir à André, les étapes du travail furent organisées de la manière suivante :

• Les expériences associées à l'exil à l'hôpital sont toutes rendues neutres et sereines, puis revérifiées,

• L'intégrité des ressources de la personne est vérifiée immédiatement après le changement,

• Le scénario de vie est amélioré par les possibilités de l'identité virtuelle ; il y a éventuellement de nouvelles ressources,

• L'écologie de la personne dans le futur est également vérifiée,

• Un futur imaginaire par rapport au prochain séjour à l'hôpital est mis en place et va jusqu'à la fin de la convalescence, c'est-à-dire dure six semaines après l'intervention. Il est repris trois fois :

1. Il est d'abord strictement inconscient,
2. Les sensations deviennent conscientes,
3. L'ensemble est pleinement conscient.
4. La personne est ramenée dans le présent.

A la fin de la séance, après qu'il eût pleinement retrouvé ses esprits, je demandai à André ce qu'il ressentait en pensant à l'hôpital et à l'intervention qu'il allait subir. Sa réponse physiologique est très intéressante. Il est détendu. Après un long silence, il finit par me répondre :

— ... L'hôpital ? ... (Un long silence, puis il parle très, très lentement) : Je ne sais pas... On verra... Vous savez... C'est si loin tout ça...

Il revint me voir encore une fois, une semaine avant l'intervention. Celle-ci n'était plus pour lui une préoccupation majeure. Nous avons encore installé quelques ressources supplémentaires, afin de bien consolider le travail de la séance précédente. Les futurs imaginaires ont également été revisités et sont devenus plus réels et plus présents.

André est revenu me voir quelques semaines après l'intervention. Il avait un peu de peine à comprendre ce qui s'était passé, ce qui lui était arrivé. Il ne comprenait plus pourquoi, dans le passé, il s'était mis dans des états pareils pour si peu de chose ! Cela tenait presque du rêve et n'avait, pour lui, plus aucune importance. Il était désarçonné d'avoir véritablement oublié sa phobie d'antan.

Ce genre de situation est fréquent. Il y a une sorte de paradoxe car le client semble avoir oublié le problème dont il souffrait et pour lequel il était venu consulter. La transformation s'est faite si élégamment que toute trace, et toute conscience du problème ont disparu. Beauté du travail inconscient.

Résumé du processus (39)

TH : PS, André a entendu dire que, durant sa toute petite enfance, il a fait un long séjour à l'hôpital. Il n'a pas de souvenirs, mais on lui en a parlé. Est-ce que cette information est vraie ?
PS : OUI.
TH : Merci. Nous désirons rendre toute cette expérience, ou toute cette série d'expériences, entièrement neutre et sereine, afin qu'André n'ait plus peur des hôpitaux. D'accord pour faire ce travail ?
PS : OUI.
TH : Merci, PS. Pourrais-tu imaginer une liste (ou un ensemble) de ressources positives, saines et constructives qui permettent à André de vivre ces expériences de manière entièrement neutre et sereine ?
PS : [...] OUI.
TH : Maintenant, pourrais-tu faire vivre à André, strictement inconsciemment, toutes les expériences nécessaires, afin qu'il intègre immédiatement ces ressources ? Dis OUI quand c'est fait.
PS : [...] OUI.
TH : Merci. Maintenant, rends toutes les expériences concernées entièrement neutres et sereines, comme tu sais le faire avec le processus en quatre phases. Donne-nous un OUI lorsque tu as terminé.
PS : [...] OUI.
TH: Merci, PS, de vérifier et confirmer que ces expériences sont bien toutes entièrement neutres et sereines.
PS : OUI. [Si la réponse est NON, reprendre le processus[.
TH : Veuille maintenant vérifier qu'André n'a perdu aucune des ressources positives, saines et constructives qu'il avait avant cette intervention.
PS : [...] OUI.
TH :Merci. Maintenant, PS, construis un scénario virtuel de la vie d'André, dans lequel ces problèmes n'ont jamais eu lieu.
PS : OUI.
TH: Note toutes les expériences qui, dans la vie réelle d'André, diffèrent de celle du scénario virtuel et rends-les toutes entièrement neutres et sereines.
PS : OUI.
TH : Merci. Maintenant PS, compare les deux scénarios et vérifie si, dans l'identité virtuelle, il y a des ressources positives, saines et constructives qu'André n'a pas et ne connaît pas.
PS : OUI.
Demandez à la PS d'intégrer ces ressources à André.
TH : PS, fais la liste de ces nouvelles ressources. Confirme pas OUI.
PS : OUI.
TH : Maintenant, fais vivre à André, strictement inconsciemment, toutes les expériences nécessaires, afin qu'il intègre ces nouvelles ressources. Dis OUI quand c'est terminé.
PS : [...] OUI.

TH : Merci. Est-ce que toutes ces nouvelles ressources sont maintenant bien intégrées ?
PS : OUI.

Passez ensuite directement à l'étape suivante, la vérification écologique dans le temps juste ci-dessous :

TH : PS, va visiter l'avenir proche, moyen ou lointain d'André, afin de voir s'il y a quelques conséquences négatives, dangereuses ou désagréables pour lui spécifiquement. Donne-nous ensuite un OUI pour signifier que tu as fais cette exploration dès que tu l'as terminée.
PS : OUI.
TH : Y a-t-il quelque conséquences négatives, dangereuses ou désagréables pour André spécifiquement ?
PS : OUI / NON.
Si c'est NON, le travail se termine ici. Si c'est OUI, il continue ainsi :
TH : PS, fais une liste (ou un ensemble) de ressources positives, saines et constructives qui permettront à André d'éviter complètement toutes ces conséquences négatives, dangereuses ou désagréables. Dis OUI quand tu l'as fait.
PS : [... OUI].
TH : PS, fais maintenant vivre à André, strictement inconsciemment, toutes les expériences qui lui permettent d'intégrer ces ressources et d'éviter ainsi les conséquences négatives, dangereuses et désagréables qui auraient pu se produire autrement.
PS : [... OUI].
TH : PS, retourne maintenant visiter le futur proche, moyen ou lointain d'André pour voir s'il reste encore quelque conséquence négative, dangereuse ou désagréable. Dis OUI quand tu l'as fait.
PS : [... OUI].
TH : En reste-t-il encore ?
La réponse est généralement NON. Un OUI (c'est rare) implique que l'on reprenne le processus une fois de plus.

Cette phase étant terminée, vous générez un futur imaginaire :

TH : PS, génère maintenant un futur imaginaire dans lequel André va bientôt aller à l'hôpital, subir l'intervention, ressortir de l'hôpital, et encore jusqu'à la fin d'une courte convalescence.
Ce futur imaginaire est repris trois fois. Il est d'abord strictement inconscient ; les sensations deviennent ensuite conscientes ; le nouveau futur est maintenant pleinement conscient.

André revient alors tout doucement dans la pièce.

Comme il n'y avait qu'un seul groupe homogène d'expérience traumatisantes dans cette situation, la structure du problème est relativement simple à résoudre. Nous aborderons maintenant une autre situation, un peu plus complexe.

Un horrible souvenir de péridurale

Hélène vint me voir car elle désirait savoir si l'hypnose pourrait l'aider à surmonter un traumatisme physique.

— A quel genre de traumatisme faites-vous allusion ?

— Durant mon adolescence, j'ai subi une péridurale qui a très mal tourné. L'aiguille s'est brisée, c'était horrible.

— Nous pouvons tenter quelque chose, si ce souvenir vous gêne. Pourrais-je vous demander s'il y a une raison particulière, pour laquelle vous avez besoin de vous débarrasser de ce traumatisme maintenant ? Tout cela ne date pas d'hier...

Lors d'un accident de planche à roulettes qu'elle eut l'année précédente, Hélène s'était abîmé une jambe. Sa jambe guérit rapidement mais l'accident lui laissa une très vilaine cicatrice, très visible. Cette cicatrice devait être traitée au laser. Or, pour des raisons médicales particulières, une anesthésie générale était trop risquée pour être envisagée. Les médecins proposèrent donc à Hélène de lui faire une péridurale, ce qui était l'option la meilleure et la plus sûre.

Pour Hélène, c'était l'horreur. Elle avait été tellement traumatisée par sa péridurale d'adolescente, subie dans les mauvaises conditions que l'on sait. Elle ne voulait plus entendre parler de péridurale, le souvenir demeurait aussi vif que s'il datait d'hier. Hélène était complètement prise de panique à l'idée de refaire une péridurale pour effacer sa vilaine cicatrice, qu'elle ne voulait pas garder non plus...

Elle m'avait consulté auparavant pour d'autres problèmes. Elle avait confiance en l'hypnose et l'appréciait. Elle savait bien travailler avec sa partie sage. Elle renoua facilement le lien avec elle et retrouva une très belle transe en quelques minutes seulement.

Dans un tout premier temps, nous avons examiné le problème dans son ensemble. Nous avons considéré les processus que nous allions utiliser. Hélène avait conservé d'excellents souvenirs de la neutralisation d'expériences, mais elle ignorait la douche écossaise (13). Nous utilisâmes en effet cette dernière pour éliminer les sensations fantômes, laissées par la péridurale de son adolescence. Nous avons aussi bien précisé à sa partie sage de faire ce travail sans qu'aucun souvenir pénible ne puisse remonter à la surface. Nous lui avons aussi précisé l'enjeu particulier de cette intervention, à savoir qu'Hélène devait se sentir complètement à l'aise afin de pouvoir éliminer avec succès cette cicatrice. La partie sage apprécie toujours ce qui fait sens et collabora parfaitement.

De plus, la description précise des étapes à effectuer rend le travail beaucoup plus fluide. Comme les liens entre thérapeute et client sont tout à la fois conscients et inconscients, toute résistance cachée, ou non dite, peut ainsi être entendue et disparaître. Le climat de travail est plus harmonieux.

La partie sage d'Hélène fut invité à créer une liste de toutes les ressources positives, saines et constructives, dont elle aurait eu besoin pour vivre la péridurale traumatisante de son adolescence en demeurant totalement tranquille et sereine. Ces ressources, positives, saines et constructives, furent créées et intégrées en suivant le processus de neutralisation d'expériences en quatre points. Hélène avait un sentiment de bien-être croissant, au fur et à mesure que les ressources étaient créées et les expériences neutralisées. A la fin de cette étape, elle se sentait déjà un peu plus tranquille et plus forte. Elle revécut ainsi inconsciemment toute cette série d'expériences, avec les nouvelles ressources, jusqu'à ce que chacune d'entre elles fut entièrement neutre et sereine. Un grand pas a ainsi été franchi. La péridurale est encore très menaçante, mais elle ne lui apparaît déjà plus comme l'horreur absolue.

Dans un deuxième temps, le travail fut orienté sur les sensations fantômes, c'est-à-dire les aspects kinesthésiques des souvenirs, ces réminiscences sensorielles, qui ne sont pas forcément prises en compte lors de la neutralisation des expériences. La partie sage avait indiqué qu'il y en avait.

Bien qu'Hélène se souvint clairement de tout, les changements ont toutefois été effectués en mode inconscient, c'est-à-dire comme si ces souvenirs n'avaient jamais été conscients. Naturellement, ils ne changent pas. Ce qui change, par contre, c'est le point de vue et le mode de perception que l'on en a. Alors que le travail s'effectuait discrètement et tout en douceur, Hélène faisait l'expérience de rêveries agréables. Elle éprouvait un sentiment de bien-être croissant, au fur et à mesure que ses expériences se transformaient et devenaient plus paisibles.

Cette séance fut très dense et dura plus d'une heure. Hélène était très détendue en revenant dans son état de conscience habituel. La péridurale de son adolescence lui paraissait maintenant lointaine, le souvenir en était vague, même si elle n'ignorait pas qu'il avait été fort différent. Cette impression est insolite lorsqu'on en fait l'expérience pour la première fois. Elle est très courante, lorsqu'on travaille sur une expérience qui est toujours demeurée consciente.

Le traitement de la cicatrice était prévu un peu plus d'une quinzaine de jours plus tard, au début de l'après-midi. Je proposai à Hélène de revenir me voir le même jour, avant son entrée à l'hôpital. Nous avions aussi convenu qu'elle me téléphone entre-temps, si l'attente redevenait pénible. Elle avait rendez-vous à l'hôpital à 14 heures. Mon bureau n'était qu'à cinq minutes à pied. Elle arriva avant 13 heures. Elle allait bien, elle était détendue ; elle avait juste un léger trac, qu'elle ne trouvait d'ailleurs pas désagréable.

Nous avons affiné ses ressources et fait le nécessaire afin qu'elle puisse se sentir complètement à l'aise dans le moment présent. Nous avons encore créé des futurs imaginaires inconscients, semi-conscients et conscients. Elle a ainsi « revécu » plusieurs fois « le souvenir de l'intervention à venir ». Elle s'y sentait pleinement à l'aise ; c'était un espace confortable.

Dans la foulée, je lui ai laissé entendre qu'elle pourrait avoir un excellent rapport avec son médecin et, plus particulièrement, avec l'anesthésiste, ainsi qu'avec les autres membres de l'équipe soignante. Je lui ai aussi suggéré que le vert des murs du bloc opératoire était une couleur très relaxante, quand bien même on ne la trouve pas toujours belle. C'est une couleur appropriée à la détente, au calme et à une certaine spontanéité.

Comme l'intervention était ambulatoire, Hélène regagna son domicile en fin d'après-midi. Nous avions convenu qu'elle me téléphone le soir même pour me donner un feed-back. Je le lui demandai pour deux raisons. Penser à faire ce téléphone lui donnait un but situé au-delà de l'après-midi d'hôpital ; encore un pont vers le futur. Comme j'étais encore en formation, ce feed-back m'était aussi précieux, afin de savoir comment le travail avec la partie sage s'était déroulé et comment mes propres suggestions avaient été reçues et intégrées, si elles l'avaient bien été.

— Pourriez-vous imaginer maintenant que vous êtes en train de faire ce téléphone, ou que vous venez juste de le faire ?

— Oui, c'est facile.

— Qu'est-ce qui se passe, comment vous sentez-vous ?

— Je suis contente de vous raconter ce qui s'est passé. Je me sens bien et détendue, maintenant que c'est fait.

— Vous vous sentez bien maintenant, après le téléphone ?

— Oui. Tiens, c'est bizarre, maintenant..., ce soir... enfin... je ne comprends pas très bien, mais je me sens très bien. Merci...

Ce mélange des temps fait des merveilles. Vous installez naturellement des ressources qui ont trait à la réussite et qui s'intègrent spontanément. Au prix d'une légère confusion, si authentiquement éricksonienne...

Le vrai téléphone, fait en tout début de soirée, tenait de la fête et laissa un très beau souvenir. Tout s'était très bien passé. Aucune fausse note. Hélène se sentait en sécurité, elle n'eut aucune angoisse. Elle considérait même comme normal qu'il en soit ainsi. Ses relations avec le personnel médical et infirmier furent excellentes. L'anesthésiste était un ancien camarade d'école et ils se sont à nouveau tutoyé spontanément pendant l'opération !

Mais Hélène a aussi tenu à me préciser ce qui suit ; et elle a bien insisté, pensant que sa remarque était très importante pour moi :

— Je me suis rendue compte que le vert de la salle d'opération est vraiment une couleur apaisante. Je l'ai réalisé au cours de l'intervention. Je ne le croyais pas auparavant. Je voulais vous le préciser afin que vous n'alliez pas imaginer que c'est vous qui me l'auriez suggéré !

— Vous êtes sûre ? N'en aurions-nous peut-être pas parlé ?

— Ah, non ! Absolument pas ! Non, je sais que ça, ça vient de moi !

Dans la soirée, j'étais perplexe et me demandais ce que pouvaient bien être la liberté et le libre arbitre. Je ne savais plus trop qu'en penser... J'avais bien conscience que si nous ne nous considérions pas comme des êtres libres et responsables, nous n'irions pas très loin dans la vie. Et pourtant....

Traitement d'une dépression

Dorothée vint me voir dans un état de dépression grave. Ce fut grâce à la recommandation d'une amie. Cette amie était une connaissance commune. Elle faisait alors des études à Berlin à ce moment-là. Dorothée lui téléphonait presque tous les jours. A cette époque le téléphone était très onéreux. Quelques semaines plus tard, l'amie de Dorothée m'a elle-même appelé. Elle ne savait plus que faire. La situation de Dorothée devenait toujours plus critique et plus délicate. J'ai suggéré à l'amie de Dorothée d'inviter cette dernière à consulter un thérapeute. Je précisai que j'étais disponible, si cela pouvait lui convenir. Quelques jours plus tard, Dorothée prit contact avec moi.

La première rencontre

La toute première fois que Dorothée vint me voir, elle était dans un état de profonde tristesse. Elle vivait dans un monde complètement gris. Sa ligne de temps était très floue et se perdait comme un sentier qui s'efface dans la forêt. Elle n'avait aucun avenir visible et se sentait envahie par un épais brouillard qui lui plombait la vie. Elle pleurait. Elle pleura longtemps et parla de tout ce qui n'allait pas dans sa vie, pendant une bonne partie de la séance. Je l'écoutai sans l'interrompre, juste en lui demandant, de temps en temps, quelque précision, à seule fin de bien la comprendre.

Après une quarantaine de minutes, je lui demandai si elle avait le sentiment d'être écoutée et que sa souffrance était entendue. Elle était touchée par la question et acquiesça de bon cœur. Très léger sourire.

Cette compréhension et cette bienveillance rassurantes constituent le fondement de tout travail thérapeutique. Comme notre modèle semble parfois très « technique » à certaines personnes, il est d'autant plus important de veiller à ce qu'aucun client ne se considère comme un objet à réparer, mais puisse toujours se voir comme une personne à part entière, qui cherche à s'épanouir davantage et qui, de plus, possède en elle-même toutes les ressources pour le faire.

Je demandai ensuite à Dorothée, si je pouvais utiliser le temps qui restait pour lui montrer quelque chose de différent, d'intéressant et d'agréable. Elle acquiesça d'emblée. Malgré son état dépressif, elle restait très ouverte et même enthousiaste à l'idée de changer. Ces qualités étaient toujours restées visibles. De l'extérieur, sa déprime ne se remarquait presque pas.

Je commençai à la guider afin de trouver une image qui puisse représenter sa partie sage. Elle eut tout de suite envie de dialoguer avec elle. Un cerf lui apparut. Quand il regardait vers le bas, il ne se passait rien. Quand il la regardait, elle, cela signifiait OUI. Et lorsqu'il regardait vers la gauche, le signal était NON.

La partie sage de Dorothée accepta rapidement de dialoguer avec elle, puis avec moi. Elle était prête à faire un travail qui permit d'améliorer et de changer sa situation. Dorothée trouva la démarche fascinante, malgré les doutes qu'elle avait de fabriquer elle-même les réponses. Une crainte que chacun éprouve au début de l'apprentissage de ce processus.

Elle s'est pleinement rassurée en comprenant que l'authenticité du dialogue avec la partie sage se vérifie également de manière objective, grâce à l'observation de changements physiologiques, de modifications de la couleur de la peau du visage et du rythme respiratoire.

Je demandai ensuite à Dorothée si elle apprécierait de se sentir un peu plus tranquille ou plus détendue pendant quelques heures. Cette expérience, apparemment insolite, va lui faire vivre une expérience concrète avec sa partie sage. De plus, c'est agréable et vérifiable. Elle acquiesça vivement et me demande immédiatement :

— Pourquoi seulement pour quelques heures ?

— Si c'était normal pour vous, dans les circonstances actuelles de votre vie, d'être tranquille et détendue, vous le seriez naturellement. Nous n'aurions pas à faire ce travail. Mais, actuellement, même si c'est bien agréable, c'est inhabituel et pas équilibré. Nous n'allons donc pas imposer un tel changement d'une manière qui force et qui soit intrusive. Nous atteindrons ce but pas à pas, de manière harmonieuse, avec l'ensemble de votre personne.

Sa partie sage fut donc invitée à mettre en œuvre toute une série de ressources ; Dorothée ressentit immédiatement une nette amélioration de son humeur.

— On va continuer comme ça ? Dites, c'est chouette !

— Oui, on continuera à travailler avec votre partie sage. Dès la semaine prochaine, nous explorerons ce qui crée votre mal-être ; il sera probablement possible d'amener un léger, j'ai bien dit un léger, mieux-être, en attendant d'effectuer d'autres changements.

Un pont vers le futur se créa naturellement. Dorothée se réjouissait déjà de la prochaine séance et sa ligne de temps reprenait vie. Le peu que nous fîmes eut un impact direct, qu'elle put vérifier immédiatement par elle-même. Sa confiance en elle fit un tout petit bond en avant. Quand une plante commence à germer, la première pousse est toute petite et fragile — même s'il s'agit de celle qui donnera un grand chêne.

Lorsqu'elle revint me voir une semaine plus tard, Dorothée avait gardé un excellent souvenir de son expérience avec la partie sage. Elle était contente de pouvoir continuer cette exploration, même si elle se sentait toujours très angoissée et déprimée. Elle savait maintenant que le tunnel dans lequel elle se trouvait n'était pas infini mais se terminait quelque part. Même encore invisible, un avenir existait et commençait à se dessiner.

La séance suivante et la suite du traitement

Dorothée faisait confiance à sa partie sage, cette nouvelle dimension d'elle-même qu'elle venait de découvrir et qui lui donnait une plus grande ampleur. Le sentiment de vide, qui l'avait habitée jusqu'alors, commença à diminuer petit à petit.

Elle était aux prises avec des émotions, conscientes et inconscientes, qui la submergeaient et la faisaient presque constamment souffrir. La première intervention consista donc à apaiser ces tempêtes émotionnelles en créant une soupape de sûreté, afin que la pression puisse diminuer discrètement et en toute sécurité. Une séance fut ainsi consacrée à apaiser les émotions.

Au début de la troisième séance, qui eut lieu une semaine plus tard, Dorothée mentionna un grand soulagement. Elle fit une importante prise de conscience. Elle remarqua que, même si c'était une autre personne qu'elle-même qui dialoguait avec sa partie sage et orientait les processus, c'était pourtant bien elle qui effectuait le travail. Elle ne se sentait jamais passive. Elle savait qu'elle se donnait les moyens de changer, grâce à une collaboration et une complicité qu'elle vivait comme stimulantes et agréables.

C'est une chance de pouvoir travailler ainsi, avec des personnes qui entrent dans le jeu et collaborent spontanément. Une chance à accueillir avec gratitude. Certaines personnes qui viennent consulter ne pensent pas avoir de problèmes particuliers ; elles désirent simplement qu'on les « répare ». Rien de plus. Rien de moins non plus. Lorsqu'on leur demande quels sont leurs buts, ce qu'elles désirent faire de leur vie, ces personnes demeurent évasives et mentionnent fréquemment des choses qui ne dépendent pas d'elles ; elles désirent que les gens autour d'elles et les circonstances de leur vie veuillent bien changer. Certes, il est parfois possible de leur montrer comment passer à un mode d'être plus actif et à se motiver, mais ce n'est pas toujours facile. Souvenez-vous, ici encore, de la dame aux escaliers de Phœnix…

D'autres personnes se situent à l'autre extrême ; elles veulent tout faire par elles-mêmes. Mais personne ne peut tout faire par soi-même. C'est tout simplement impossible. Personne ne peut se faire la courte échelle à soi-même sans se casser la figure. Voici une métaphore qui permet un recadrage et peut aider à changer de perspective.

> « *Imaginez un mur assez haut pour que vous ne puissiez pas voir ce qu'il y a de l'autre côté. Imaginez aussi que, de l'autre côté de ce mur, se trouve ce qui fait vos problèmes, vos difficultés, mais aussi vos ressources et vos possibilités. Je peux vous faire la courte-échelle. En portant votre regard au-delà du mur, vous pourrez voir cet autre aspect de votre propre réalité et décider de ce que vous voulez en faire*[1].

[1] Cette métaphore crée facilement un rapport de confiance avec des personnes extrêmement indépendantes, qui veulent tout faire par elles-mêmes. Elle leur apprend qu'il est possible d'être aidé sans perdre ni son autonomie, ni son sens des valeurs.

Par conséquent, le travail du thérapeute n'a pas pour but de vous changer, mais de vous accompagner comme le ferait un guide de montagne ou un moniteur de ski. Il n'est pas là pour vous porter, mais pour vous montrer ce que vous pouvez faire par vous-même et comment vous pouvez le faire. Il est question de vous donner aussi le tout soutien nécessaire et les moyens de le faire. Même en était ainsi accompagné(e), vous aurez l'agréable sentiment d'avoir fait vous-même ce que vous aviez à faire ».

Revenons à Dorothée. Lors de la quatrième séance, nous commençâmes à explorer ce qu'il était utile d'améliorer ou changer, afin qu'elle puisse sortir de son état dépressif et accéder à une vie plus heureuse. Elle avait vécu bon nombre d'expériences traumatisantes ou pénibles dans sa jeunesse. Ses croyances à l'égard d'elle-même étaient très limitantes. Elle s'était aussi fait plusieurs auto-promesses parmi lesquelles elle devait toujours faire passer les autres en premier et porter leurs souffrances. Elle n'avait pas non plus la liberté essentielle de prendre soin d'elle-même, ni celle d'être heureuse.

Lors de la toute première séance, nous avions convenu que Dorothée ne modifierait en rien ses prescriptions médicales sans en parler avec son médecin. Cette condition, stricte et non négociable, établissait un cadre de sécurité où le rôle de chacun demeurait pleinement respecté.

Par bonheur, Dorothée avait un excellent rapport de confiance avec son médecin. Elle l'avait immédiatement informé du travail qu'elle avait commencé avec moi. Elle a toujours discuté de ses médicaments avec lui. Ils en ont diminué les doses petit à petit, en fonction des progrès qu'elle faisait et du bien-être croissant qu'elle éprouvait.

Les symptômes de dépression et d'angoisse diminuèrent lentement et disparurent en un peu plus de deux mois. La résolution des croyances limitantes, des interdictions et auto-promesses occupa six séances, à raison d'une par semaine pour les quatre premières, et à quinzaine pour les suivantes. C'est seulement après la quatrième séance que la soupape émotionnelle, mise en place tout au début du traitement, commença à perdre son utilité.

Dorothée fit quelques séances supplémentaires afin d'explorer diverses questions familiales. Dans son ensemble, sa thérapie dura entre quatre et cinq mois.

Quelques années plus tard, Dorothée dut faire face à des situations difficiles, qu'elle géra avec succès et élégance. Elle m'en parla lors d'une rencontre fortuite à une kermesse. Elle n'est jamais revenue pour une séance de thérapie. Ce travail date de plus de vingt-cinq ans. Dorothée n'a jamais fait de rechute.

Les processus utilisés

Ils ont été introduits dans l'ordre suivant :

1. Présentation de la partie sage et introduction au dialogue. Suit immédiatement le dialogue qui génère le petit test de bien-être. Un pont vers le futur est établi dans le sens de la continuation de la collaboration avec la partie sage et du progrès qui devrait en découler.
2. Exploration de la grille. Sont alors notés les différents éléments sensibles à modifier ou à changer.
3. Création d'une soupape émotionnelle, qui fonctionnera jusqu'à ce que la ou les sources d'émotions perturbatrices aient été éliminées.
4. Neutralisation des expériences traumatisantes ou pénibles. Il arrive qu'il n'y en ait pas, mais c'est assez rare.
5. Élimination des croyances limitantes et des auto-promesses que Dorothée s'était imposées.
6. Déblocage de libertés essentielles (le plus souvent planifiée si possible en une seule séance). Cette transformation est suivie du processus de l'identité virtuelle, de la vérification de l'intégrité des ressources et des changements d'histoire de vie.

Ces points furent traités selon le schéma que voici, c'est-à-dire que chaque changement fut suivi par : 1) la vérification de l'intégrité des ressources de la personne, 2) le processus de l'identité virtuelle, 3) la vérification de l'écologie du futur, 4) les changements d'histoire de vie, dissocié et associé, et enfin 6) le retour dans la pièce — qui lui permit chaque fois d'être immédiatement à l'aise par rapport à l'ensemble des changements accomplis.

Quand Dorothée vint me consulter, j'étais encore en formation et je n'avais pas encore étudié les motivations de vie. C'est pourquoi elles sont absentes de son traitement. Mais à la fin du traitement, elle se portait bien, sa vie était devenue très active et avait du sens. Dit tout simplement, Dorothée était alors heureuse.

Les deux premiers exemples ont un caractère générique. Ils représentent des situations où les traumatismes se résolvent facilement et où les changements vont rester stables.

Le troisième présente une situation plus complexe. Il s'agit alors de modifier aussi des croyances, de gérer des conclusions négatives ou limitantes que la personne a tirées d'expériences négatives : « Je ne peux pas me faire confiance, je dois d'abord m'occuper des autres, je ne suis pas aimable... ».

Dans ces situations, l'élimination du traumatisme seul ne suffit pas à accroître le bien-être de la personne, ni à produire spontanément d'importants changements de comportements ou d'attitudes. Le résultat semble mitigé, partiel ou instable. En effet, il manque encore d'autres ressources pour que la personne puisse vraiment bénéficier du travail qui a été accompli jusque-là.

Imaginons une personne qui ait subi un accident très grave et stupide, comme la plus grande majorité des accidents, d'ailleurs. Non seulement elle en sera traumatisée mais elle pourra aussi en déduire, sous le choc, que la vie est absurde et n'a pas de sens. Guérir un traumatisme est certes une chose essentielle et la première à effectuer. Mais, même sans le traumatisme, une vie dénuée de sens est vaine ! Par conséquent, les questions de sens, les croyances et les valeurs attribuées aux événements, doivent impérativement être prises en compte.

Le modèle de l'identité virtuelle est ici d'une aide très précieuse. Il permet de résoudre ce genre de difficultés. La vie de l'identité virtuelle (qui, rappelons-le, n'a pas connu les difficultés de la personne réelle) n'est pas non plus prisonnière de ces questions de sens. Le sens vient spontanément, de l'intérieur. C'est la condition sine qua non, grâce à laquelle il devient réel et crédible. Il a en fait toujours été présent, mais peut demeurer caché au cœur des ressources réelles ou virtuelles, conscientes et inconscientes, de la personne.

Chapitre VI

Recouvrer des capacités physiques

Réapprendre à marcher est une tâche délicate. La capacité de marcher se perd très rapidement, bien que ce comportement semble être très bien intégré depuis la toute petite enfance. Quelques jours suffisent pour oublier comment on marche. La crainte de tomber, le sentiment de fragilité, la crainte de perdre son équilibre, parfois le vertige et le manque de confiance en soi qui s'ensuit semblent largement suffisants pour nous faire oublier comment marcher en quelques jours seulement.

Par conséquent, la création de ressources, tirées de souvenirs ou d'expériences imaginaires, ouvre de larges perspectives pour réapprendre à marcher. Les expériences imaginaires créent un « vécu » intérieur qui demeure stable et totalement « réel » pour l'inconscient. Lorsque un tel travail est effectué, toutes ces ressources font pleinement partie de l'histoire de vie de la personne. Elles s'intègrent et deviennent parfaitement cohérentes grâce au double changement d'histoire de vie.

Pour réapprendre à marcher, on a besoin de faire de l'exercice, des promenades, du vélo d'appartement ou du vrai vélo, et d'autres exercices qui restaurent la souplesse. C'est aussi ce que l'on fait en physiothérapie. La physiothérapie traite ces questions au plan du corps. Les exercices corporels sont absolument nécessaires. A l'instar du physiothérapeute, l'hypnothérapeute fait un travail similaire en mode intérieur, en amenant le sujet à faire naturellement des expériences « comme si ». Les deux approches se complètent parfaitement.

La partie sage excelle dans ce genre de tâches. Elle peut aussi donner des informations précieuses sur la durée des exercices, sur le nombre de jours, de semaines ou de mois de pratique nécessaire. Les progrès sont évalués une fois par semaine, lors d'une séance hebdomadaire.

Voici des exemples de situations, où deux personnes réapprennent à marcher normalement. La première avait eu une fracture du pied, la seconde avait subi une opération des hanches. Examiner deux situations relativement similaires a l'avantage de nous donner une occasion d'observer ces détails particuliers qui font vraiment la différence, tout en les distinguant d'autres éléments qui, malgré les apparences, n'ont que peu d'importance.

Réapprendre à marcher après une fracture du pied

Alfred se fractura le pied droit et dut réapprendre à marcher après plusieurs semaines d'immobilisation complète. Un travail en hypnose fut planifié et commença juste après son accident. Sa jambe était très fragile ; à ce moment-là, il n'avait pas encore le droit de poser le pied par terre.

Mais Alfred aimait marcher et bouger, ce qui était une chance pour lui. Le travail de réhabilitation devient beaucoup plus aisé si l'on est renseigné au préalable sur les habitudes de mobilité de la personne. Avec une personne très sédentaire, il est impératif d'insister sur le plaisir et la satisfaction que l'on peut avoir en bougeant et en marchant. Les exercices ne créeront plus ou, en tout cas, créeront bien moins de résistance, si la personne a des ressources qui lui permettent de les apprécier et d'y prendre plaisir. L'expérience devient donc cohérente, crédible et se transforme alors en jeu.

On demanda à la partie sage d'Alfred de générer des états de transe semblables à la rêverie où, dans un premier temps, Alfred se voyait agir (état dissocié) et ensuite se sentait agir (état associé). Le thème des rêveries consistait en une série de promenades dans des paysages qu'Alfred appréciait particulièrement. Chaque « promenade » faisait l'objet d'une expérience dissociée, puis associée. L'expérience de la marche, le sentiment d'une bonne coordination sensori-motrice et du plaisir de l'effort physique étaient simulés et stimulés conjointement. Et si Alfred avait eu un chien, nous l'aurions naturellement inclus dans les scénarios, ce qui aurait encore rendu l'atmosphère plus légère. Les mécanismes inconscients de régénération des tissus et de cicatrisation sont invités à la fête. la partie sage établit un temps d'exercices quotidiens à pratiquer jusqu'à une restauration complète des os, des tissus et des mouvements correctement synchronisés. Cette pratique demandait à Alfred de faire ainsi une heure trente d'exercices « virtuels » par jour pendant neuf semaines.

La pratique virtuelle est parfois consciente, parfois inconsciente ou semi-consciente. Les activités virtuelles sont activées par des suggestions post-hypnotiques. Ces dernières sont toutes en accord explicite avec la partie sage. En effet, il importe ici aussi de demander expressément à la partie sage si, d'une part, elle est d'accord d'effectuer le travail et si, d'autre part, elle est également d'accord de prendre la responsabilité de le faire jusqu'au bout.

Comme nous l'avons vu au premier chapitre, cette attitude de respect et de politesse est fondée sur l'hypothèse que cette partie de nous-même que nous appelons « inconscient » a également sa sensibilité propre, tout comme notre esprit conscient. Lorsqu'un accord est créé dans cette perspective, le travail se fait spontanément, naturellement et donc rapidement. En effet, il n'y a plus de résistance. Ces dernières font place à une sorte d'hyper-connectivité, un état super fluide, dont le flot devient alors entièrement naturel.

Cette réhabilitation fut effectuée au rythme d'une séance par semaine, il fut donc facile de vérifier que les tâches étaient bien faites et que l'ensemble du processus se déroulait de manière pleinement écologique.

Chaque séance se terminait par un double changement d'histoire de vie (dissocié puis associé), sur toute la durée de la vie d'Alfred. Il réintégrait donc chaque fois tout naturellement l'ensemble des ressources acquises. C'était comme s'il en avait toujours bénéficié et qu'il n'en fut jamais autrement.

Un long travail avait donc été accompli, bien avant qu'Alfred n'ait eu l'occasion de remettre physiquement son pied malade sur le sol. Quand vint le moment de remarcher, il était prêt à le faire. Il n'eut besoin que d'une ou deux séances de physiothérapie. Il continua ensuite à marcher et à s'entraîner autant que possible, afin de consolider et de renforcer les bienfaits de l'ensemble de son traitement.

Réapprendre à marcher avec des hanches artificielles

Josette a bien hésité avant de faire le grand saut et de se faire opérer. Toujours extrêmement active et occupée, elle craignait d'être contrainte à une trop longue période d'immobilisation, où elle se sentirait limitée et confinée. Elle avait peur également de ne plus pouvoir marcher comme avant.

Elle s'est bien renseignée en interviewant des personnes qui avaient subi ce type d'intervention, en particulier pour savoir comment leur convalescence s'était déroulée, et si elles avaient quelque conseil à lui donner. Il y avait parmi elles Une sportive dans la soixantaine qui, après son intervention, s'était remise au trekking dans l'Himalaya ! Personnellement je lui racontai une version « métaphorisée » de l'histoire d'Alfred. Elle fut très inspirée par ce personnage.

Josette était déjà familiarisée avec l'hypnose éricksonienne. Elle a facilement et immédiatement retrouvé le dialogue avec sa partie sage. En effet, à la suite d'un travail fait antérieurement, elle avait toujours gardé l'habitude de dialoguer avec elle et de lui demander des idées et des ressources.

La partie sage de Josette fit un inventaire aussi complet que possible de toutes les ressources positives, saines et constructives, conscientes ou inconscientes, dont elle avait besoin pour bénéficier d'une cicatrisation rapide et d'une guérison impeccable. Son intention était non seulement de pouvoir se déplacer, mais de pouvoir à nouveau remarcher facilement et de manière élégante, comme elle le faisait auparavant.

Un tel inventaire de ressources se fait toujours inconsciemment, même si l'on sait qu'une bonne part d'entre elles sont des ressources conscientes. Il y a deux raisons d'agir ainsi. De nombreuses autres ressources vitales ont une nature ineffable, c'est-à-dire aucune correspondance verbale. Les réflexes, les mouvements de l'estomac et les battements du cœur font partie de cette catégorie. Si ces mécanismes étaient conscients, l'attention serait complètement débordée et l'on ne tarderait pas à sombrer dans la confusion la plus totale. En d'autres termes, la plupart des ressources inconscientes ne nous regardent pas ! L'intégrité et la stabilité de la conscience sont ainsi paradoxalement protégées. De plus, le fait que tout ce travail soit effectué inconsciemment a pour conséquence que l'ego, le moi, l'esprit conscient ne peut interférer ou faire obstacle avec son esprit d'analyse, ses peurs ou ses croyances limitantes.

Toutes les croyances positives, saines et constructives recensées et inventoriées par la partie sage, mais que Josette ne possédait pas encore, furent ensuite créées et intégrées. Une dernière vérification montra que Josette avait parfaitement intégré ces ressources.

La partie sage de Josette créa également de magnifiques paysages imaginaires qui devaient naturellement lui plaire et où elle pourrait faire de très belles promenades, avec plaisir et sans fatigue, tout en admirant ces lieux de rêve. Les expériences furent d'abord vécues de manière dissociée et ensuite seulement de manière associée.

Ces tâches et rêveries fonctionnèrent en toile de fond. la partie sage indiqua le temps journalier de pratique et le nombre de semaines que cette pratique devait durer afin que Josette atteigne pleinement son objectif.

Pour Josette, comme pour Alfred, un accord fut conclu avec la partie sage, accord où elle accepta, d'une part. la responsabilité de mener ces tâches à bien (consciemment, inconsciemment ou en toile de fond) pendant tout le temps voulu, et où, d'autre part, elle s'engagea aussi à prendre la responsabilité de les effectuer jusqu'au bout.

Ce travail a été effectué au rythme d'une séance par semaine, ce qui permettait, comme pour Alfred, de vérifier que les tâches fussent bien effectuées et que tout le processus se déroulât écologiquement.

Comme ce fut le cas pour Alfred, chaque séance se terminait par un double changement d'histoire de vie, dissocié puis associé. A l'instar d'Alfred, Josette a ainsi intégré l'ensemble des nouvelles ressources, comme si elle en avait toujours bénéficié, comme si elles avaient toujours fait partie de son existence.

Six semaines plus tard, Josette remarchait normalement. Elle retrouva rapidement son aisance et son élégance d'antan.

Les conditions d'un travail optimal

L'exercice physique, la physiothérapie, d'une part et le travail effectué en hypnose, d'autre part, sont toujours complémentaires. L'un doit favoriser et stimuler l'autre, et vice-versa. Si le travail thérapeutique ne donne pas tout le soutien nécessaire, l'encouragement et les ressources dont la personne a besoin pour retrouver son autonomie, la guérison sera plus lente et la convalescence plus longue.

Par contre, si seul le travail psychologique est effectué et que l'exercice physique est négligé ou absent, les progrès, s'il y en a, demeureront fragiles et risquent de ne pas durer. Certes, l'inconscient nous veut du bien, comme le dit Erickson, mais il ne peut pas faire ce qu'il revient au corps de faire.

Certaines personnes n'ont, pour diverses raisons, que très peu envie de bouger, de marcher ou de faire des exercices physiques. Elles sont retenues par des douleurs ou n'aiment tout simplement pas bouger. La sédentarité est leur refuge et l'on sait aussi qu'une trop grande sédentarité est mauvaise pour la santé.

Il est utile de distinguer clairement entre exercice physique et sport. L'exercice se pratique pour la santé. On a envie de se bouger ou on apprend à y trouver du plaisir. Mais le sport est toujours dépendant d'un esprit de compétition dans notre culture. Au plaisir de bouger, il substitue le plaisir de gagner — quitte à se forcer. Il est donc important que le client fasse des exercices, marche, aille travailler à pied ou à vélo pour le plaisir de le faire.

Toutes ces questions doivent toujours être sérieusement discutées et clarifiées avec les personnes concernées. Au pire, un client restera sur ses positions et ne voudra pas changer. C'est son droit... et aussi la fin du traitement. Vous n'y pouvez rien, à moins d'empiéter sur sa liberté.

Mais le client peut aussi s'opposer parce qu'il a peur du changement, parce qu'il craint d'avoir des douleurs et que celles-ci s'intensifient en bougeant davantage, à moins qu'il ne soit que peu motivé et qu'il n'ait tout bonnement pas très envie de bouger. Si toutefois il est ouvert, nous disposons de tous les processus nécessaires pour lui permettre de surmonter ces situations.

Si le désir et la motivation à marcher ou à faire de l'exercice sont faibles ou absentes, on discutera avec le client pour savoir s'il est d'accord de trouver des motivations et de changer cette situation. Les arguments et les métaphores ne manquent pas pour créer ces motivations, tout en laissant à l'autre son espace de liberté. Les motivations véritables tirent la personne en avant, elles ne la poussent jamais.

Le processus suivant va dans ce sens. Avant de le faire, il est important d'imaginer, avec le client, une promenade de longueur raisonnable, qu'il puisse apprécier et faire facilement en se sentant à l'aise. La partie sage donnera des informations sur la durée d'une telle promenade, la fréquence, comme nous le fîmes dans les exercices d'hypnose décrits plus haut.

Rendre attractif le désir de bouger son corps (40)

TH : PS, pourrais-tu imaginer de quelles ressources positives, saines et constructives [_____ prénom] aurait besoin afin de pouvoir faire des exercices, se mouvoir et marcher en en ayant envie, en ressentant du bien-être et du plaisir ? Donne un OUI quand tu as la liste de ces ressources.
PS : [...] OUI.
TH : Merci. Pourrais-tu, maintenant, faire vivre à [_____ prénom], strictement inconsciemment, toutes les expériences nécessaires, afin que

[____prénom] intègre toutes ces ressources ? Dis OUI lorsque c'est terminé.
PS : [...] OUI.
TH : Pourrais-tu créer maintenant un futur imaginaire sur le vécu d'une promenade que fera [_____ prénom] ? Ce futur imaginaire sera réalisé en trois phases : la première totalement inconsciente, la deuxième kinesthésique, et la troisième consciente. Dis-nous quand l'expérience est terminée.
TH : s'adresse à [_____ prénom] : Vous pouvez me parler lorsque vous êtes en transe. Ainsi la rance s'approfondit. Racontez-moi comment cela s'est passé.
Le processus se termine ici ou continue suivant la nature du feed-back.

La personne a peut-être encore besoin d'autres ressources, il est possible qu'une partie interne présente une objection. Il est important de vérifier tout cela, ainsi que de vérifier la cohérence du futur, avant de faire les changements d'histoire de vie. En effet, comme la marche et les exercices physiques ont un impact profond, il serait inapproprié que la personne en fasse trop sans le savoir ou qu'elle se démotive.

D'autres possibilités encore

Réapprendre à marcher n'est qu'un des nombreux domaines dans lequel ces processus de régénération peuvent être utilisés. La plupart des processus physiologiques sont très sensibles aux distorsions temporelles, à l'accélération et aux ralentissements imaginaires du temps. C'est également le cas des mécanismes de cicatrisation, qui pourront être accélérés après une opération chirurgicale, par exemple.

Concernant le fonctionnement du cerveau, Bandler et Grinder citent, dans l'un de leurs séminaires, le cas d'un paraplégique qu'ils aidèrent à retrouver son autonomie. Cette personne avait fait un AVC. Ils lui suggérèrent puis apprirent à son cerveau à créer et à utiliser de nouveaux circuits pour se mouvoir. Il fit un progrès certain mais il n'y eut pas de recouvrement complet. Leur intervention eut cependant un impact réel et significatif sur la vie de cet homme.

On peut imaginer des applications similaires afin d'aider quelqu'un à retrouver la parole en cas d'aphasie. On peut continuer la liste des exemples... Les limites de l'imagination constituent fréquemment le plus grand obstacle à l'exploration. Bandler et Grinder encourageaient leurs élèves à oser expérimenter de nouvelles possibilités avec leurs clients. Il ne s'agit naturellement pas d'utiliser les clients comme des objets d'expériences, mais d'expérimenter avec eux, ce qui n'est pas du tout la même chose !

Si vous pratiquez l'hypnose, les personnes que vous rencontrerez dans votre pratique vous donneront elles-mêmes des opportunités, d'explorer ces questions. Qu'elles en soient d'avance remerciées ! Vous serez surpris(es) de développer ou créer de nouvelles approches par vous-même.

Les processus utilisés

Voici un modèle standard qui résume à lui seul l'ensemble des processus proposés et utilisés dans les exemples de ce chapitre. Ce schéma général est flexible et facile à adapter. Si vous prenez soin de vous renseigner sur les activités physiques et les contextes ou environnements qui sont susceptibles de plaire à votre client, vous n'aurez que bien peu de chances de vous tromper.

Accélérer une guérison (41)

TH : PS, nous allons maintenant assister [_____ prénom] à réapprendre à marcher comme auparavant. [_____ prénom] va développer et intégrer toutes les ressources positives, saines et constructives qui le lui permettront. Est-ce okay avec toi ?
PS : OUI.
TH Merci, PS. Pourrais-tu imaginer la liste ou l'ensemble de toutes les ressources positives, saines et constructives qui lui permettront de réapprendre à marcher normalement et rapidement ?
PS : OUI.
TH : Okay. Donne-nous un signal OUI lorsque tu as trouvé cet ensemble ou liste de ressources.
PS : [...] OUI.
TH : Y en a-t-il certaines que [_____ prénom] possède déjà ?
PS : OUI.
TH : Merci. Maintenant, fais-lui vivre, strictement inconsciemment, toutes les expériences nécessaires à la création et à l'intégration de toutes les ressources qu'il (elle) ne possède pas encore.
PS : [...] OUI.
TH : Merci. Génère maintenant des scénarios de marches dans des paysages qui lui plaisent, qu'il (elle) aime, avec un degré de difficulté approprié, toujours variable suivants les circonstances et son état énergétique du moment. Les exercices pourront être conscients, vécus comme des rêveries, inconscients ou subliminaux. Merci de nous donner un OUI quand tout cela est mis en place.
PS : [...] OUI.
TH : Merci. Estime maintenant le temps d'exercices minimum à faire chaque jour, ainsi que le nombre de jours ou de semaines de pratique minimum qui conviennent.
Utilisez ici les questions pour évaluer des quantités ou des nombres précis. Ce questionnement est décrit dans le processus de la grille (n°29). Demandez ensuite l'engagement de La PS comme suit :
TH : PS, es-tu d'accord de faire ce travail pour [_____ prénom] ?
PS : OUI.
TH : Es-tu également d'accord de prendre la responsabilité de le faire ?
PS : OUI.

TH: Merci, PS. Nous referons le point dans une semaine, [indiquez la date !], afin de voir les progrès que fait [_____ prénom], s'il (elle) a besoin d'autres ressources ou s'il y a quelque chose à changer.

Ce processus générique sera personnalisé pour chaque personne et chaque situation particulière. Observez bien la personne avec qui vous travaillez afin de créer des univers fictifs qui soient pleinement en harmonie avec ses goût, ses désirs et ses valeurs. Vous développerez ainsi votre capacité à raconter des histoires et à créer des métaphores. Votre imagination et votre intuition vous y aideront. Ce seront d'excellents guides,à condition d'en faire des maîtres ou de les considérer comme tels.

Autant pour Josette que pour Alfred, le réapprentissage de la marche s'est avéré efficace et aisé. Alfred n'a finalement eu que deux séances de physiothérapie, lorsqu'il s'est mis à remarcher. Tous ses réflexes se sont spontanément rétablis en même temps. Quant à Josette, qui reçut les prothèses, elle n'eut besoin que de six séances de physiothérapie et n'a marché qu'une brève période avec des cannes.

Ces tâches, toutes tissées de rêves et d'images, induites de manière tout à la fois consciente et inconsciente, influencent profondément et durablement les processus de guérison et la physiologie en général. Celle-ci reçoit un coup de jeune. S'ouvre ainsi tout une aire d'explorations et de recherches sur l'usage de l'hypnose afin d'améliorer la santé physique. Il y a encore beaucoup de travail à faire, pour de nombreux chercheurs, dans ce vaste domaine.

Nous allons continuer cette exploration au chapitre suivant. Ensuite, nous nous tournerons vers les processus d'apprentissage. Ces deux domaines sont d'ailleurs liés et présentent de nombreux points communs.

Chapitre VII

Quand le corps souffre

Avant d'aborder des situations concrètes, nous avons besoin de clarifier le sens du terme psychosomatique. Ce vocable fut en effet utilisé dans différentes acceptions. Dans les années 1970, il signifiait qu'une maladie physique avait une origine psychique. L'ulcère de l'estomac était alors cité comme un exemple type. Même si une opération chirurgicale s'avérait nécessaire, ou si un soutien médicamenteux était de mise, la cause de la maladie était le plus souvent considérée comme psychique. Elle était liée au sentiment de souci et au stress.

L'hypnose constitue un outil bienvenu dans de telles circonstances. Mais, il y a plus, car elle est tout aussi utile et opérationnelle, lorsque la maladie n'est pas psychosomatique. L'hypnose offre un soutien, diminue les douleurs et augmente le bien-être. Elle a en outre un impact bienfaisant sur la physiologie et le métabolisme en général.

L'attitude mentale, l'accueil, la bienveillance ou le rejet manifeste d'une affection ont un rôle décisif sur l'amélioration de la santé, du confort dans la maladie, et également dans la guérison.

Nous allons envisager deux exemples concrets. Dans ces deux situations, l'intention de départ était d'offrir un plus grand confort de vie à des personnes atteintes de maladies graves. Mais les choses ont tourné différemment et ont abouti à des dénouements heureux qui surpassaient nos attentes.

Un pemphygus

Olga souffre de cette maladie auto-immune depuis quelques mois. Elle vient me voir car elle désire savoir si l'hypnose pourrait lui apporter quelque soulagement concernant ses douleurs et ses angoisses. Elle résume rapidement plusieurs points importants de sa vie. C'est presque incidemment, et très rapidement, qu'elle mentionne une terrible expérience d'abandon vécue dans la petite enfance.

Olga fut très heureuse jusqu'à l'âge de cinq ans. Elle était bien, se sentait très aimée, choyée et dorlotée. Elle avait toute l'attention de ses parents et de sa famille. Lorsqu'un petit frère naquit, tout changea d'un jour à l'autre. L'attention des parents et de toute la famille se reporta immédiatement et uniquement sur ce petit frère. Olga ne comptait plus. Elle se retrouva, en moins de vingt-quatre heures, complètement isolée, ignorée, dans une solitude totale. C'est presque incroyable, mais sa partie sage l'a bien confirmé.

A peine évoqué, ce souvenir revint en force. Olga remarqua que si elle pouvait se libérer de ce traumatisme, ce serait déjà un bon point et aurait sans doute des conséquences heureuses pour sa santé.

Elle rencontra facilement sa partie sage et commença immédiatement à dialoguer avec elle. Chose intéressante, elle garda les yeux ouverts tout au long du traitement, ce qui faut aussi le cas d'une autre personne. Or leurs états de transes étaient toujours appropriés. Il semblerait donc que fermer les yeux en transe ne soit pas une loi immuable !

Le traumatisme fut traité rapidement et avec succès. Elle en garda un souvenir un peu étrange juste après le travail. Les expériences, qui étaient auparavant très traumatisantes, lui paraissaient maintenant lointaines et dissociées. Olga se sentait bien reliée à elle-même et aux autres. Sa confiance en elle-même et sa confiance en l'hypnose montèrent en flèche.

Le pemphygus l'obligeait à prendre une très lourde médication. Olga avait besoin de bonnes et solides ressources pour améliorer son confort quotidien. Elle se sentait déjà beaucoup mieux, beaucoup plus légère, après cette intervention sur son traumatisme. Et elle me demanda soudain si sa partie sage pourrait aussi dialoguer avec son système immunitaire, afin que ce dernier cesse de faire des erreurs « auto-immunes » et que l'efficacité des médicaments puisse éventuellement devenir meilleure. Olga était une personne ingénieuse. Elle venait de s'ouvrir une nouvelle voie, sans le faire exprès.

Bandler et Grinder considéraient le système immunitaire comme une partie ou un ensemble de parties internes, parfois les deux ; on dialoguera avec lui. Ce dialogue est aisé, comme avec toute autre partie interne. Dans ce cas précis, il est très important de s'assurer que le système immunitaire sache parfaitement distinguer le corps (dont il fait partie) de l'environnement (tout ce qui n'est pas le corps) et ses propres perceptions.

En ce qui concerne le rhume des foins, par exemple, le système immunitaire ne sait rien de l'expérience sensorielle qui consiste à avoir le nez brûlant, tout en confondant des objets neutres, à savoir les pollens, avec des agents dangereux tels que de nombreuses bactéries et virus. Il est possible de lui apprendre à faire ces distinctions.

Olga continua fidèlement son traitement médical. Quatre ou cinq séances d'hypnose permirent d'apprendre à son système immunitaire que les tissus apparemment ennemis faisaient partie du corps et non de l'environnement. Les symptômes du pemphygus diminuèrent lentement et une guérison complète se produisit dans les cinq à sept mois.

Olga ne s'y attendait pas, ni moi non plus. C'était une très bonne nouvelle pour elle. Inscrit dans une vision interdisciplinaire, le travail de guérison prend une nouvelle dynamique, il devient plus systémique. Tout fonctionne à un autre niveau, certaines prédictions s'effondrent alors que de nouveaux résultats, au-delà de nos attentes, peuvent alors émerger.

A propos des processus utilisés

Nous ne reprendrons pas ici le processus de résolution de traumatisme que nous connaissons bien. Voici plutôt un modèle générique de dialogue avec le système immunitaire.

Dialogue avec le système immunitaire (42)

TH : PS, nous aimerions pouvoir dialoguer avec le système immunitaire de [_____ prénom]. Pourrais-tu établir un contact avec lui ?
PS : OUI.
TH : Y a-t-il une partie du système immunitaire qui dirige l'ensemble ?
PS : OUI / NON [Selon la personne, information qui permet d'affiner le dialogue].
TH : Pourrions-nous nous adresser à la partie du système immunitaire (SI) concernée par cette maladie, cette disfonction ?
PS : OUI.
TH : PS, pourrais-tu demander au SI s'il serait d'accord d'apprendre de nouvelles choses, qui lui permettraient d'être encore plus différencié et encore plus efficient dans son travail ? Il pourrait ainsi encore mieux accomplir sa mission de protection de [_____ prénom]. Transmets-nous sa réponse.
PS : OUI.
Comme dans le recadrage en six pas, il n'y a jamais de réponse NON à ce point. S'il en venait une, il faudrait probablement chercher une objection (venant d'une autre partie interne) ou un besoin qui devrait d'abord être satisfait.
TH : PS, pourrais-tu faire la liste de toutes les ressources positives, saines et constructives dont le SI de [_____ prénom] a besoin pour distinguer, précisément et de manière non-ambiguë, ce qui constitue le corps de [_____ prénom] par rapport à ce qui est extérieur à ce corps et ne le constitue pas ?
PS : OUI.
TH : Merci d'imaginer ces ressources et de nous donner un signal OUI quand c'est fait.
PS : [...] OUI.
TH : Merci PS. Pourrais-tu maintenant générer ces ressources en faisant vivre à [_____ prénom] toutes les expériences nécessaires, de manière strictement inconsciente, afin qu'elles soient toutes bien intégrées chez [_____ prénom] ?
PS : [...] OUI.
TH : PS, pourrais-tu, maintenant, créer un futur imaginaire de trois mois, afin de voir si le travail effectué améliore un tant soit peu la santé physique de [_____ prénom] ?

PS : OUI / NON.
Si OUI, évaluez le pourcentage de l'amélioration.
Si NON, cherchez s'il y a une objection, si une partie interne met son veto à ce changement et pourquoi, si un besoin spécifique devrait d'abord être pris en compte et satisfait. Redemandez aussi à La PS de vérifier la cohérence et le caractère approprié des ressources.

Le dialogue avec le système immunitaire se révèle relativement simple. La question est de savoir ce qui se passe dans le corps pendant et surtout après de tels dialogues. Nous reviendrons plus loin sur cette question.

Dans la section suivante, où il est question de travailler sur une entérocolite ulcéreuse, vous constaterez que ce dialogue avec le système immunitaire est un peu différent. C'est une autre variante du même processus. Et il y en a bien d'autres encore ! Ces variantes nous permettent de faire des choix et de trouver ce qui conviendra le mieux à telle ou telle personne. S'il est très important de respecter la structure de ces processus, il reste cependant, et il doit rester, un grand espace de liberté quant au choix des mots, selon les circonstances, le caractère de la personne et la relation que vous avez avec sa partie sage.

Une entérocolite ulcéreuse

Amélie souffrait d'une entérocolite ulcéreuse extrêmement grave. Elle avait essayé tous les traitements possibles et imaginables, aussi bien en médecine classique qu'en médecine alternative, mais sans succès. Elle était faible et très maigre. Elle dépendait d'une assurance invalidité car elle n'était plus capable de travailler. Au fil des mois, sa santé devenait de plus en plus précaire et ne tenait qu'à un fil.

Je la connaissais un peu. A l'occasion d'une rencontre inopinée dans la rue, elle me raconta son calvaire et me demanda ce que j'en pensais. Je me permis de lui demander si un travail en hypnose pourrait éventuellement l'intéresser.

— Est-ce que ça pourrait me guérir ?

— Je ne peux pas vous le dire. Vous devriez au moins pouvoir compter sur une amélioration de votre confort de vie et vous sentir mieux. Il n'est malheureusement pas possible de prévoir l'impact précis de ce travail sur la santé physique. Mais en quelques séances seulement, vous saurez si la démarche vous convient et vous devriez vous sentir mieux, arriver à un certain bien-être. Nous n'avons qu'une certitude : si vous n'essayez pas, il est sûr qu'il ne se passera rien du tout…

Nous avons alors convenu d'une première séance quelques jours plus tard. Amélie eut d'emblée un contact facile avec sa partie sage. L'exploration de la grille ne révéla qu'un seul élément, comme étant l'une des « causes » possibles de sa maladie, c'est-à-dire une décision, un choix extrêmement limitant, qu'elle aurait fait tout au début de sa vie, peut-être même avant sa naissance. Comme les questions posées à la partie sage sont toujours binaires, les contenus n'apparaissent. Par conséquent, ni Amélie ni moi ne sûmes quoi que ce soit concernant cette décision limitante, qui s'élimina cependant très facilement. Après toutes les vérifications d'usage (intégrité des ressources, risques futurs, etc.), une nouvelle histoire de vie (dissociée puis associée) fut créée et Amélie revint doucement dans la pièce.

A peine sortie de transe, Amélie voulait savoir quelle était cette mystérieuse décision. Elle était restée consciente durant la transe et c'était bien ainsi car elle était intelligente et curieuse. Elle aimait savoir où elle en était. Elle avait bien compris que j'ignorais aussi le contenu de cette décision, mais elle voulait absolument en savoir plus.

— Votre partie sage le sait, lui répondis-je. Désirez-vous lui demander s'il est approprié que vous le sachiez aussi, c'est-à-dire si c'est une bonne chose de rendre le contenu de cette décision conscient, maintenant ?

La réponse de sa partie sage ne se fit pas attendre. Elle lui vint comme un éclair.

— Elle a déjà dit NON et très fort. Pas croyable ! Qu'est-ce qui se passe ?

Amélie en est restée bouche bée. Pour elle, c'était complètement inattendu. Elle savait et ressentait que les choses se passaient bien, mais n'y comprenait plus rien du tout ! Elle ne pouvait rien contrôler. Le fait que je n'aille pas à l'encontre du refus de la partie sage, que je respecte pleinement sa volonté de ne donner aucune information, la prit de court et la surprit. Le temps avait passé rapidement et c'était déjà la fin de la séance. Amélie eut tout le temps de méditer cette surprise jusqu'à la suivante, prévue une semaine plus tard.

Amélie eut un contretemps dû à un rendez-vous médical inattendu. La séance fut donc reportée d'une semaine. Il y eut alors un second contretemps, dû à sa maladie, qui était cyclique. En crise, Amélie ne put honorer cette nouvelle date. Le rendez-vous fut encore repoussé d'une semaine. Elle ne revint donc que trois semaines plus tard pour sa deuxième séance. Elle prit à peine le temps de s'asseoir et me dit d'emblée :

— Je fuis !

— Que fuyez-vous ? Et qu'est-ce qui vous fait penser ça ?

— Je viens de faire deux actes manqués, sur deux rendez-vous, deux fois de suite. Vous vous rendez compte ?

— Comment cela ?

— C'était des actes manqués, non ?

— Je ne sais pas si c'était des actes manqués. Ce n'est pas impossible, mais je ne peux pas le savoir. Votre inconscient ne me fait pas de telles confidences. Il est pour moi comme une boîte noire. Ne serait-il pas plus sage de poser la question directement à votre partie sage ? Comme elle en sait bien plus que moi à votre sujet, elle vous donnera une réponse correcte.

La question fut posée à la partie sage d'Amélie. Les rendez-vous manqués n'étaient que de simples coïncidences et non des actes manqués. Amélie connaissait quelques idées freudiennes de *La psychopathologie de la vie quotidienne* de Freud. Elle s'en servit pour donner du sens à une expérience troublante. Chercher à donner du sens à ce qui paraît ne pas en avoir est toujours crucial. Pour la seconde fois, elle était sans voix. Elle commença à se rendre compte que ce qui se passait, avec ces séances d'hypnose, se passait bien, mais allait au-delà de sa logique. En effet, comme tout se déroulait gentiment, de manière agréable, et amenait chaque fois un peu plus de légèreté, elle se permit de diminuer son besoin de contrôle, sans avoir à craindre de tomber dans le chaos.

L'un des symptômes psychologiques typiques de l'entérocolite ulcéreuse consiste à tout intellectualiser à outrance, à tout analyser jusqu'à ce que le traitement soit entièrement mis en pièces. Au lieu de suivre cette voie, Amélie a passé à un autre niveau de compréhension et à une autre manière de fonctionner, un peu malgré elle. Elle a découvert que quelque chose de nouveau et de plus vaste pouvait facilement émerger, sans créer de chaos. Et c'est bien ce qui arriva.

Cette prise de conscience fut un tournant pour Amélie. La dernière partie de cette séance, ainsi que les suivantes, lui donnèrent de multiples occasions d'explorer, grâce à l'aide de sa partie sage, certains aspects physiques de sa maladie. Il devint alors possible de mobiliser très constructivement les ressources de son système immunitaire.

Cinq ou six séances plus tard, c'est-à-dire dans les deux ou trois mois qui suivirent, Amélie avait pratiquement recouvré la santé. Certes, elle était encore faible et fragile, elle était toute convalescente, mais l'infection n'était plus une menace, comme le montraient ses analyses médicales.

Amélie continua de travailler avec moi quelque temps encore. Elle désirait clarifier d'autres questions, qui ne semblaient pas liées à ce que nous fîmes jusque-là, et qui concernaient des relations de famille. Cet accompagnement a sans doute encore consolidé davantage le travail de guérison effectué lors des séances précédentes. La thérapie se termina avec succès.

Amélie déménagea dans une autre ville et je la perdis de vue. Des années plus tard, je la rencontrai par hasard dans un train. Ce n'était plus la même femme. Elle jouissait d'une excellente santé, elle était rayonnante et dynamique. Non seulement elle ne dépendait plus de l'assurance invalidité, mais elle avait trouvé un travail qui la passionnait. Elle était secrétaire de direction d'une entreprise internationale. J'ai eu de temps en temps des nouvelles de sa part. Elle n'a jamais fait de rechute.

Les processus qui ont aidé Amélie

Deux processus ont été importants pour aider Amélie. D'abord, celui de la première séance, qui nous fait découvrir sa décision limitante (analyse de la Grille). A suivi le dialogue avec son système immunitaire, qui lui, semble avoir mis en route les processus de guérison.

Élimination de la croyance limitante (43)

TH : Maintenant que le dialogue est établi avec votre PS, permettez-moi de lui poser quelques questions. (Vous pouvez même avoir une rêverie ou penser à autre chose pendant ce temps).
CL : OUI.
TH : Etes-vous entièrement d'accord de le laisser communiquer avec moi grâce aux signaux OUI / NON ? De vous contenter de les transmettre, à moins qu'ils ne se transmettent tout seuls ?
CL : OUI.
TH : Merci. Maintenant, PS, pourrais-tu explorer toute l'histoire de vie d'Amélie, afin de voir s'il y a quelque événement, quelque situation qui puisse être une source de sa maladie ? Donne-nous un OUI lorsque tu as trouvé quelque chose.
PS : [... OUI].
TH : Merci. [Amélie est maintenant dans une transe moyenne]. Y a-t-il plusieurs éléments ?
PS : NON.
TH : Un seul ?
PS : OUI.
TH : PS, afin que tu saches bien de quoi il s'agit, je vais te lire une liste d'éléments de la Grille susceptibles de nommer cette chose. Est-ce okay pour toi de répondre NON à chaque terme inapproprié et de dire OUI quand c'est le bon ?
PS : OUI.
Dans la grille, le OUI tombe sur Décision limitante.
TH : PS, merci de rechercher maintenant toutes les expériences qui ont contribué à amener Amélie à prendre cette décision limitante, où qu'elles se trouvent. Fais-en une liste allant de la plus ancienne à la plus récente. Dis-nous OUI lorsque c'est fait.
PS : OUI.
Toutes les expériences sont alors rendues entièrement neutres et sereines. Le travail avec l'identité virtuelle complète avec bonheur cette première neutralisation d'expériences. Reste à effectuer les trois vérifications écologiques et la sortie de transe :
1) Vérifier que la personne possède toujours toutes les ressources positives, saines et constructives qu'elle avait avant cette séance.
2) Vérifiez qu'il n'y a aucune conséquence négative, dangereuse ou désagréable, pour la personne, dans son avenir proche, moyen ou lointain.
3) Restaurer la cohérence de la ligne de temps grâce aux changements d'histoire de vie dissocié et associé.
4) Ramener doucement la personne dans la pièce selon le processus habituel, c'est-à-dire le n° 9.

Une petite pause va maintenant nous permettre d'assurer une transition douce vers l'étape suivante, c'est-à-dire le dialogue avec le système immunitaire d'Amélie. Le système immunitaire constitue une partie très intelligente de chacun. Il apprend toujours à grande vitesse ; c'est un allié très puissant.

Dialogue avec le système immunitaire d'Amélie (44)

TH : Maintenant, PS, pourrais-tu dialoguer avec le système immunitaire d'Amélie ?
PS : OUI.
TH : Pourrais-tu voir avec lui quelles ressources positives, saines et constructives lui seraient utiles pour qu'Amélie puisse guérir de cette maladie ? Lorsque la liste de ces ressources est au point, donne un signal OUI.
PS : [... OUI].
TH : Et maintenant, amène Amélie à vivre toutes les expériences psychologiques et physiologiques nécessaires qui permettent de créer et d'activer ces ressources. Donne un OUI quand tu commences ce travail et un autre OUI lorsqu'il est effectué.
PS : [... OUI].
TH : Maintenant, PS, crée un futur imaginaire où Amélie vit au bénéfice de ces nouvelles ressources pendant au moins cinq à six semaines. Donne un OUI au début et un autre OUI à la fin du processus.
PS : [... OUI ... ... OUI ...].
TH : La santé d'Amélie s'est-elle améliorée durant ce temps imaginaire ?
PS : OUI.

Nous savions donc que ce travail avait eu un impact positif dans la vie d'Amélie. C'est ce qui importait pour le moment. Avant de terminer la séance, il restait encore à vérifier s'il y avait des conséquences négatives, dangereuses ou désagréables, pour Amélie spécifiquement, dans son avenir proche, moyen ou lointain. Il n'y en avait aucune.

La sortie de transe fut très élégante. Puisque ces processus ont déjà été décrits à plusieurs reprises, ils ne seront pas repris ici en détail.

Mais ce dernier processus, qui permet d'enrichir et d'affûter le système immunitaire, fut réutilisé dans les séances suivantes, au fur et à mesure que la santé d'Amélie s'améliorait. L'amélioration se fit d'abord doucement puis devint ensuite plus rapide. Elle fut sans à-coups, comme l'épanouissement d'une fleur, qui prend tout son temps pour atteindre son plein épanouissement. Il n'y eut jamais de sauts ni de changements brusques.

Un cancer à dénouement heureux

Alors que je suis en train de réviser ce chapitre, une amie que nous appellerons Jane, me demande si je pourrais raconter son histoire de guérison dans ce livre. C'est une personne que je connais uniquement par Skype depuis plusieurs années. Elle habite à plusieurs milliers de kilomètres et nous n'avons encore jamais eu l'occasion de nous rencontrer. Nous fîmes connaissance lors d'un cours de développement personnel donné sur Internet. On nous proposa de travailler ensemble par Skype entre les sessions communes. Après le cours, nous avons simplement continué à travailler ensemble.

Vers la fin de l'hiver 2016, Jane apprit qu'elle avait un mélanome malin. Elle fut sous le choc, très déstabilisée. Elle commença un traitement particulier, un nouveau type de traitement du cancer, basé sur un intense renforcement du système immunitaire. Elle faisait partie d'un groupe d'essai. Ce traitement devait faire augmenter le nombre de certains globules blancs, afin de rendre le corps capable de gérer les cellules cancéreuses par lui-même. A côté de son traitement médical, elle continua également d'utiliser des techniques de médecines complémentaires qu'elle connaissait bien. C'est son domaine, car elle travaille en médecine alternative. Elle est professeur de yoga.

Durant cette période, Jane devint très faible, souffrait d'une fatigue intense et ne pouvait plus assumer ses activités professionnelles. Entre les séances de thérapie, qui avaient lieu tous les quinze jours, elle passait le plus clair de son temps à se reposer et tentait de récupérer un peu. Elle donnait de temps en temps un cours de yoga.

Nos échanges par Skype continuèrent mais furent plus espacés à cause de sa fatigue. Ils demeurèrent cependant toujours très féconds et agréables. Pour Jane, c'était un soutien important. Elle me demanda si l'hypnose pourrait l'aider à faire face à sa maladie, éventuellement l'aider à guérir. Malgré sa situation tragique, elle était relativement optimiste et confiante. Nous décidâmes de tenter l'aventure.

Le contact avec la partie sage se fit immédiatement, cette notion étant très proche de ce qu'elle connaissait par le yoga et la méditation. Nous avons exploré la grille, les libertés essentielles et les motivations de vie en quelques séances. Des séances courtes (de vingt minutes à une demi-heure), à cause de sa fatigue, à raison d'une par semaine environ.

Nous trouvâmes des émotions perturbatrices, des croyances limitantes et pas mal de libertés essentielles bloquées. Cela aboutissait à une vie d'effort, où elle n'en faisait jamais assez pour les autres, où elle n'était jamais « à la hauteur », et où elle devait toujours être disponible pour les autres, plutôt que pour elle-même.

Je l'ai pourtant connue vaillante, enthousiaste, très ouverte et positive. Grâce à sa force de caractère, elle avait appris à accepter et surmonter élégamment ses limites jusqu'à une certain point, mais ce stoïcisme a cependant fini par l'épuiser.

Après tout ce nettoyage, elle se sentit mieux, très soulagée. Certes, sa santé s'était améliorée, mais la maladie était toujours bien présente.

Je lui demandai un feed-back après chaque séance. Dès la première, elle eut un vif sentiment que quelque chose de très fort et de très positif se passait à l'intérieur d'elle-même, mais sans savoir de quoi il s'agissait. C'était une forte impression d'un renouvellement de vie jaillissant à l'intérieur d'elle-même. Cette impression s'est reproduite après chaque séance, accompagnée d'un profond sentiment de bien-être qui devenait chaque fois plus durable. Elle ne s'est jamais souvenue des séances. Une amnésie profonde s'est installée tout naturellement.

Je lui ai ensuite proposé de prendre contact avec son système immunitaire, par l'intermédiaire de sa partie sage. L'idée lui plaisait. La connexion se fit très simplement, comme une évidence.

J'avais deux objectifs à partager avec son système immunitaire. Le premier consistait à lui donner le meilleur soutien possible, grâce à des ressources positives, saines, constructives et également innovantes.

Le second concernait le traitement médicamenteux. Le système immunitaire de Jane fut encouragé à étendre ses connaissances en explorant ces nouvelles molécules. La question était de savoir s'il pourrait ainsi apprendre de nouvelles stratégies de défense et de guérison et les appliquer.

Selon la partie sage, c'était possible. Afin de ne pas figer un processus naissant, nous n'avons pas posé la question de savoir dans quelle mesure cela était possible. Le champ des possibilités est ainsi resté totalement ouvert.

Ces processus prirent cinq séances. Lors de chacune d'entre elles, nous avons pris grand soin de faire des triples ponts vers le futur, dans le sens d'une guérison. Jane se sentait déjà beaucoup mieux. Une guérison complète se produisit dans les semaines qui suivirent ces séances.

Depuis, Jane a repris toutes ses activités sociales et professionnelles. Elle a fait deux voyages internationaux, le premier aux Etat-Unis, le second aux Indes, pour y suivre des séminaires. Sans vraiment savoir ce qui s'est passé, Jane est persuadée que notre travail a joué un rôle important dans sa guérison.

A propos des allergies

Le fléau des allergies est un phénomène étonnant. La plupart des gens les abordent comme des phénomènes uniquement physiologiques. On utilise des médicaments pour diminuer leur impact. On leur résiste le mieux possible, mais cela ne les guérit pas. Tout l'investissement réside dans la force et la finesse de la résistance. La question de savoir comment et pourquoi le système immunitaire commet ce genre d'erreurs reste au second plan pour la plupart du temps. Cette dernière question m'a toujours semblé étonnante. Pour l'aborder, je me permets, modestement, de vous raconter un morceau d'histoire personnelle concernant ce sujet.

La première fois que je fus personnellement confronté à des questions d'allergie, j'attrapai un rhume des foins — contre toute attente. J'avais plus de trente ans et cela ne m'était jamais arrivé auparavant. Quelques-unes de mes connaissances proches en souffraient, en parlaient énormément et trouvaient normal que cela m'arrive aussi ! J'étais très étonné de cette réaction qui situait le rhume des foins comme faisant normalement partie du paysage. Comme si c'était tendance ! J'étais, pour ainsi dire, « bienvenu au club ». Cette attitude me sembla bizarre. Je ne savais guère qu'en penser.

A cette époque je ne savais encore rien à la PNL ou de l'hypnose éricksonienne. Deux ou trois ans passèrent. J'étais vraiment las de ces handicaps printaniers. J'avais une forte envie de « sortir du groupe », de m'en éloigner, naturellement du point de vue santé, sans que cela ne touche aux amitiés. Étonnamment, le rhume des foins diminua et disparut bientôt comme il était venu.

J'ai aussi remarqué que la plupart des gens donnaient une étrange impression d'être en quelque sorte fiers de leurs allergies, tout en les subissant. Certains me donnèrent même des dates précises, où tout semblait avoir commencé, un peu comme des dates commémoratives. Je le remarquai d'autant mieux que j'avais toujours été très discret à propos de mes propres rhumes des foins. Je n'en parlais jamais. Bien qu'elle fût parfois très pénible pour certaines personnes, l'allergie faisait aussi pleinement partie de la vie. J'ai souvent entendu dire : « Je suis allergique ! » mais rarement : « Je veux sortir de cette condition ». Les choses en restèrent là pour plusieurs années.

Je découvris la PNL et l'hypnose une quinzaine d'années plus tard. Parmi tant d'autres choses, j'appris à traiter les allergies en PNL avec Robert Dilts[1], qui était en pleine recherche à ce sujet. Les résultats étaient tangibles et souvent très rapides (quelques heures ou même moins). Lorsque j'eus terminé ces formations, j'ai parlé de ces possibilités à des personnes qui avaient des allergies. Leur intérêt pour la question était très faible, sinon inexistant. On m'a dit que c'était intéressant, mais rien n'est allé plus loin. Ces réactions m'ont paru étranges. Je me demandais si « quelque chose » empêchait les gens de se motiver pour se débarrasser des souffrances dues à leurs allergies.

Un élément de réponse important m'a été donné, il y a quelques années, par une connaissance qui souffrait d'une allergie aux chats. Elle ne voyait son allergie que comme un handicap, quelque chose à corriger. Aucune fierté chez elle. Elle appréciait le charme des chats mais ne pouvait s'en approcher. L'un d'eux se promenait souvent près de sa maison. Elle l'aimait bien, mais elle était nerveuse, craignant qu'il ne vienne à l'intérieur et qu'elle ait des réactions allergiques.

Nous avons travaillé en utilisant, pour traiter cette allergie, un autre outil que l'hypnose, c'est-à-dire la détente émotionnelle et le lâcher-prise

[1] Robert Dilts donna un cours de PNL remarquable sur les allergies à l'Institut Ressources, en Belgique, en 1992, dans le cadre d'une formation de Maitre-Praticien en PNL.

enseignés dans la Méthode Sedona™[1]. L'allergie s'est dissoute en quelques séances. Quelques temps après, la personne eut la visite du chat. Elle en était fière ! Elle se sentait libérée — et aussi libérée de quelque chose de bien plus grand qu'une allergie. Cette personne est elle-même thérapeute et m'a fait l'observation suivante, inattendue mais si pertinente :

> *« Ce qui m'a semblé le plus difficile, c'est de prendre conscience de mon attachement à mon allergie. Je voulais la conserver ! Je n'en avais pas du tout conscience. Lorsque quelqu'un dit : « Je suis allergique ! », c'est une identité qui s'exprime ».*

Quelques temps plus tard, elle rendait service à une amie, en lui gardant son chat en pension — un joli chat blanc — durant plusieurs mois et sans difficulté. Elle avait laissé l'allergie s'en aller et développa ainsi un lien affectif chaleureux et enrichissant avec ce chat et quelques autres.

J'eus alors l'impression que ce que je tentais de comprendre depuis longtemps prenait maintenant sens. Si les allergies ont une dimension identitaire, cela permet d'expliquer, d'une part, que l'on y soit très fortement attaché, que l'on en ait même une certaine fierté et, d'autre part, que la motivation nécessaire pour traiter les faire disparaître demeure faible. Comme si l'on perdait un morceau de soi-même ! Nous sommes très attachés à nos multiples identités, mais nous ne nous rendons pas toujours compte des limites qu'elles nous imposent, des souffrances qu'elles nous font subir, de l'énergie et du temps qu'elles nous volent ! Mieux vaut les regarder d'un peu plus loin et se permettre de risquer quelques changements identitaires, qui nous donneront une plus grande liberté.

Le traitement des allergies

Le processus commence au moment où la communication avec la partie sage est activée. La relation est confiante et les signaux OUI / NON sont clairs et précis.

Désactiver une allergie (45)

TH : PS, nous désirons travailler afin de modifier et changer la réaction allergique de [_____ prénom] envers [pollens, fruits, légumes, etc.]. Es-tu d'accord de travailler avec nous ?
[Prenons l'exemple du rhume des foins].
PS : OUI.
TH : A cause de cette allergie, [_____ prénom] souffre de douleurs et de malaises (nez brûlant, démangeaisons, etc.), que le SI ignore. Il ignore aussi que les agents qu'il combat sont inoffensifs. Est-ce clair pour toi ?
PS : OUI. (S'il répondait NON, expliquez-lui davantage de quoi il retourne).
TH : Okay. Maintenant, PS, mets-nous en contact avec le SI, afin que nous

[1] *La Méthode Sedona™*, de Hale Dwoskin, Editions Valinor, Canada 2010. Traduction française de Norbert A. Martin, qui enseigne aussi la Méthode Sedona.

puissions créer directement un dialogue avec lui, ce qui sera la solution la plus simple pour faire ce travail.
PS : OUI.
TH : Merci, PS. SI, serais-tu d'accord d'avoir de nouvelles ressources qui te permettent de faire un travail encore plus fin, c'est-à-dire de remplir encore mieux ta mission auprès de [_____ prénom] ?
SI : OUI.
TH : s'adressant à [_____ prénom]. Vous allez découvrir quelque chose de très intéressant juste maintenant. Je vais vous poser une question et vous pourrez y répondre sans difficulté, tout en restant tranquille, en lien avec votre partie sage. Le fait de me répondre, à lui seul, pourrait même augmenter votre niveau de transe. Voudriez-vous s.v.p., penser à une odeur irritante ou désagréable comme l'essence de térébenthine, l'ammoniac ou l'eau de Javel ?
CL : L'ammoniac.
TH : Okay, merci. SI, as-tu quelque expérience de l'odeur de l'ammoniac ? Sais-tu ce que c'est ?
SI : OUI.
TH : Juste quand elle est sentie, comme cela, tu n'y réagis pas ?
SI : NON:
TH : Mais tu sais bien que c'est toxique ?
SI : OUI.
TH : As-tu remarqué, SI, que tu es parfaitement capable d'identifier quelque chose de toxique sans nécessairement y réagir au quart de tour ?
SI : OUI.
TH : Pourrais-tu maintenant porter ton attention afin d'identifier ces corpuscules auxquels tu réagis si fort ?
SI : OUI.
TH : Sais-tu s'ils sont toxiques ou non ?
SI : NON.
TH : Ils ne sont pas toxiques. Ne désirerais-tu pas avoir d'autres ressources, toujours positives, saines et constructives, qui te permettent de voir par toi-même si des corpuscules sont dangereux ou non et, quand ils ne le sont pas, d'en détourner ton attention, afin de pouvoir la porter où il y a un vrai danger ?
TH : OUI.
Utiliser ici le processus de création de ressources positives, saines et constructives du chapitre II.
TH : SI, disposes-tu maintenant de ces nouvelles ressources ?
SI : OUI.
TH : Peux-tu, grâce à ces nouvelles ressources, retirer ton attention de ces corpuscules et l'orienter vers des domaines où il y a de vrais dangers ? Tu accroîtras ainsi ta puissance de discrimination, ta vigilance et la santé de [_____ prénom].

SI : OUI. Le travail est alors terminé.
Si le SI répondait par NON, il manquerait peut-être des ressources ou il y aurait une objection, ce qui est à vérifier.

Ce travail sera très heureusement complété par le processus de l'identité virtuelle (n° 35 -36), où la personne bénéficiera, en plus de tout le reste, d'un passé où elle n'a connu aucune allergie

Il arrive fréquemment que l'allergie disparaisse en quelques instants, mais ce n'est pas toujours le cas. Si un certain temps est requis pour que cette transformation s'accomplisse, il peut alors être utile de créer un futur imaginaire que la personne vivra de manière associée. Comme nous l'avons vu, le futur imaginaire est généré en trois phases distinctes. Il est d'abord strictement inconscient, il est ensuite kinesthésique et, enfin, il est vécu de manière entièrement consciente.

PNL, hypnose et maladies

Il existe en PNL tout un ensemble de stratégies dont le but est de guérir des maladies, ou tout au moins d'en diminuer les effets désagréables et les symptômes, afin d'augmenter le bien-être de la personne. Il est relativement facile de les retranscrire sous la forme de processus hypnotiques. Ce fut rapidement le cas pour les changements d'histoire et le recadrage en six pas. Erickson utilisait abondamment le changement d'histoire, mais il le faisait si naturellement et spontanément, par séquences, par petites touches, que ce serait bien plus difficile à modéliser de cette manière.

Tout comme en PNL, trois questions importantes doivent impérativement être prises en compte dans la transcription, ou dans la création, de nouveaux processus hypnotiques.

Premièrement, est-ce que ça marche ? Ce n'est pas parce qu'un modèle est construit logiquement qu'il fonctionnera forcément. Il arrive aussi que la logique devienne un moyen de se tromper en pleine confiance ! Ce n'est pas à cause de son caractère logique que quelque chose fonctionne, existe ou n'existe pas. Si l'hypothèse que l'on a imaginée reste stérile, autant passer à autre chose.

Deuxièmement, y a-t-il un impact, même léger ou bref ? Un impact doit toujours être considéré comme important, même s'il ne dure pas. Ce que l'on peut vivre durant un court instant, ou même quelques minutes ou quelques heures, devrait sans doute pouvoir être stabilisé et ainsi durer plus longtemps. Une investigation plus fine permettra de vérifier si c'est possible et de trouver également des chemins de réalisation.

Troisièmement, y a-t-il des effets négatifs ? Il est très important de vérifier que le principe qui réclame de « ne pas nuire » est parfaitement respecté. Autrement dit, le processus en question tient pleinement compte de l'écologie de la personne. Le plus souvent, les failles écologiques d'un processus sont faciles à contourner. Si ce n'est vraiment pas le cas, il vaudra mieux chercher d'autres chemins pour atteindre le même but, plutôt que d'utiliser un processus qui pourrait avoir des effets secondaires négatifs, dangereux ou désagréables.

Ces questions sont très importantes, en particulier si l'on cherche à établir un dialogue avec des bactéries ou des virus.

Cette attitude méticuleuse a un impact direct sur l'état d'esprit du client. Le fait de travailler ainsi, sans prendre de risques, crée un climat de sécurité profonde, de détente, autant pour le thérapeute que le client. Le travail ainsi accompli s'avère beaucoup plus stable et donne davantage confiance à la personne qui en fait l'expérience.

Que penser des guérisons et améliorations spontanées ?

Dans tout ce travail, il est important de se souvenir que les histoires racontées, les dialogues avec la personne et ses différentes parties ont toujours une dimension métaphorique. Certes, on voit des résultats mais, tout comme avec l'effet placebo, on ne sait pas exactement comment ces résultats émergent ou d'où ils viennent. D'une certaine manière, on pourrait même se demander si ce qu'on appelle effet placebo n'est pas, entre autres choses, ce qui permet ce type de guérison. Rester ouvert par rapport à ces questions, ne pas chercher des réponses rapides qui pourraient fermer des portes, plutôt que de créer des ouvertures, des horizons qui montrent de nouvelles possibilités, me paraît essentiel. Tout ce dont on est actuellement à peu près sûr, c'est que l'hypnose a des profondeurs que l'on ignore mais que, paradoxalement, il nous est possible d'explorer et d'utiliser.

Les deux situations, présentées plus haut, et leurs fins heureuses montrent que les pronostics semblent être de nature probabiliste. Ce sera un avantage ou un inconvénient suivant la perspective et les croyances que l'on a sur la vie. Dans une vision étroite, il n'y a plus rien à souhaiter ou à espérer si le pronostic est sombre. Il ne reste aucune ouverture. Le pronostic agit comme un verdict.

Certains patients utilisent eux-mêmes un vocabulaire qui les condamne. Ils ne se rendent pas forcément compte que ce vocabulaire est associé à une vision particulière du monde. Ce vocabulaire est dangereux car il impose une vision fataliste. L'effet « nocebo » (placebo inversé) est très fort et entièrement négatif. Puisqu'il n'y a plus rien ni à tenter ni à espérer, la ligne de temps s'efface. Dans un tel cas de figure, nous ne saurons jamais si une autre voie aurait été accessible ou pas.

Il est possible de considérer un pronostic, même très sombre, sans le confondre avec un verdict. Il est probable, mais pas absolument irrémédiable. Les incertitudes propres à la vie sont ainsi respectées, sans donner des réponses statistiques à des situations individuelles. Il reste ainsi une marge, un espace de liberté pour s'en aller... ou parfois pour guérir.

On m'a un jour raconté l'histoire suivante. Une aumônière d'hôpital visite, en fin d'après-midi, une vieille dame de quatre-vingt-sept ans qui est en fin de vie. Cette dame est très fatiguée et ne quitte plus son lit depuis des jours. Elle demande à cette aumônière s'il est juste de s'en aller, de simplement « rendre les plaques », comme elle le dit. Il suffirait simplement de lâcher, laisser aller. il semble bien qu'elle puisse le faire. Elle est prête. L'aumônière lui répond :

— Bien sûr que vous pouvez le faire. C'est d'ailleurs facile dans une situation comme la vôtre. Toutefois, avant que vous ne preniez cette décision, j'aimerais vous inviter à faire quelques réflexions. Cela peut vous rendre un grand service et ne vous prendra pas très longtemps. Qu'est-ce que quelques heures sur une longue vie de quatre-vingt-sept ans ?

La vieille dame acquiesce bien volontiers.

— Posez-vous juste une question. Je ne vous demande pas de me répondre, car c'est pour vous : « Y a-t-il quelque chose que vous auriez désiré réaliser dans votre vie, mais que vous n'avez jamais pu faire jusqu'à présent, et que vous aimeriez encore vivre ? ». Prenez le temps d'y penser. Et faites ensuite ce qui vous convient.

L'aumônière prit congé et continua ses visites du soir. Quand elle revint dans le même service le lendemain matin, elle demanda des nouvelles de cette patiente. Elle pensait qu'elle était probablement décédée durant la nuit.

Or, ce n'était pas le cas, bien au contraire. Elle allait légèrement mieux. Puis sa santé s'améliora d'abord tout doucement. Ensuite, elle récupéra plus vite et put bientôt s'asseoir confortablement au bord de son lit. Trois semaines plus tard, elle marchait. Elle quitta bientôt l'hôpital et l'on n'entendit plus parler d'elle.

Elle revint sur scène trois ans plus tard, non pas à l'hôpital mais dans la presse. Elle avait alors 90 ans. Elle fit les gros titres d'un journal de la région. Elle venait de faire un saut en parapente accompagné depuis la montagne voisine ! Elle mourut quelques années plus tard d'une intoxication alimentaire, alors qu'elle passait des vacances à l'étranger. Rien de tout cela n'avait à voir avec son ancienne maladie.

Cette histoire m'a été racontée, cela fait maintenant plus de vingt-trois ans, dans le même hôpital et par la même aumônière. Il m'était difficile de décider si j'allais ou non accepter une greffe du cœur. Ce récit fut pour moi une excellente métaphore. La narratrice m'encourageait, moi aussi, à faire un grand saut, non pas en parapente mais dans la vie. Quelques jours plus tard j'ai demandé à être en liste pour une greffe du cœur. Je vous assure que c'est un pari ! Y aura-t-il un cœur compatible dans un délai raisonnable ? Je n'avais alors plus d'attentes et le délai ne fut pas long. Cette merveilleuse histoire m'accompagnera toute ma vie.

Certes, les certitudes rassurent, mais elles ferment aussi les portes. Il n'y a plus de courants d'air et ça sent le renfermé. Pourtant, la capacité de demeurer confortablement dans le « non savoir » — qu'il faut bien distinguer de l'ignorance ! — ne peut qu'élargir notre horizon. Car le non savoir « sait » qu'il ne sait pas, tandis que l'ignorance croit savoir mais ignore qu'elle ne sait pas. On peut vivre le non savoir avec confiance, mais l'ignorance rend confus.

Ne fermons donc aucune porte avec des réponses toutes faites, ni pour nous-mêmes, ni pour les autres, aussi apparemment rassurantes que ces réponses toutes faites puissent paraître. Le champ des possibles demeure pleinement ouvert à la liberté et à la vie.

Chapitre VIII

Dans les coulisses des apprentissages

On apprend différemment dans chaque âge de la vie. Les tout petits enfants ont des ressources, des attitudes et des perspectives très spécifiques, grâce auxquelles ils apprennent un nombre de choses gigantesque extrêmement rapidement et facilement, leur langue maternelle (quelles que soient ses difficultés), des observations et informations quasi encyclopédiques, sans compter toutes les activités et les réflexes sensori-moteurs nécessaires à la vie.

Ces ressources et ces possibilités vont diminuer sensiblement en quelques années seulement et, chez beaucoup de personnes, en viendront presque à disparaître. Elles ne sont pas forcément perdues à jamais. La plupart des gens les ont oubliées et ne savent pas qu'elles dorment dans leur inconscient, alors que beaucoup de ceux qui s'en souviennent encore ignorent comment en retrouver l'accès.

Apprendre à marcher, à courir, à ouvrir et fermer les portes, à porter un gobelet, constituent d'excellents exemples. L'enfant s'émerveille de tout. Il a une persévérance sans limites. Lorsqu'il veut apprendre quelque chose, il recommence, encore et encore, jusqu'à ce qu'il réussisse. C'est fatigant pour les adultes, surtout lorsqu'il apprend à ouvrir et fermer les portes ! L'enfant se rend compte de ses progrès et réussites, mais sans évaluer ses performances de manière critique. Il n'a pas de jugements et ne se dit pas : « J'ai essayé tant de fois et cela ne marche toujours pas. Je suis donc incapable », ou : « C'est trop difficile pour moi ». Il n'est pas gêné par des sentiments d'incompétence. Il continue ses essais avec plaisir. Il s'amuse et s'amuse encore. C'est cela la vraie persévérance, l'apprentissage est comme un jeu et il n'y pas d'efforts pénibles.

Imaginons qu'il nous soit possible de continuer à apprendre et à étudier dans cette atmosphère. Jamais de blâmes, mais des encouragements et des feed backs appropriés, utiles : voir le verre à moitié plein, jamais à moitié vide ! Dans un tel cadre, la persévérance devient naturelle et l'on désire spontanément aller jusqu'au bout de la tâche — si c'est encore une tâche !

Il y a de nombreuses raisons pour lesquelles toute ces merveilleuses ressources semblent se perdre, ou sont au moins perdues de vue. L'une d'elle — et c'est peut-être la plus importante — est liée à des distinctions artificielles que notre culture, et bien d'autres, fait entre les adultes et les enfants.

L'émerveillement est souvent considéré non comme une ressource mais comme infantile, comme si ce n'est pas un comportement d'adulte. Cela n'a pas de sens, car les ressources ne sont ni adultes ni infantiles. Pour suivre notre exemple, les enfants et les adultes expriment différemment l'émerveillement, les enfants comme des enfants, les adultes comme des adultes. Einstein affirma qu'une personne qui n'a pas le sens de l'émerveillement est comme un homme mort[1]. Par conséquent, les ressources n'ont pas d'âge et, quelles qu'elles soient, elles resteront précieuses tout au long de la vie.

L'émerveillement est à l'origine d'innombrables découvertes dans tous les domaines. C'est un ferment du progrès de l'humanité. Il dynamise le désir d'apprendre. Nous allons voir comment réveiller, réactiver et réutiliser cette ressource, pour nous autres qui sommes devenus des « grandes personnes », comme dirait le Petit Prince.

Réactiver les ressources de l'enfance (46)

TH : PS, pourrais-tu retrouver, peut-être plus inconsciemment que consciemment, les ressources de la toute petite enfance où [_____ prénom] a appris à marcher et à faire tant d'autres apprentissages rapides ?
Des ressources qui ont toujours été positives, saines et constructives, et grâce auxquelles [_____ prénom] persévérait naturellement et avec enthousiasme, jusqu'à ce que l'apprentissage soit entièrement accompli ?
Des ressources qui ont une forte dimension de jeu, qui harmonisent naturellement jouer et apprendre, s'amuser et travailler ?
Dis-nous OUI quand tu as rassemblé toutes ces ressources.
PS : [...] OUI.
TH : PS, as-tu bien trouvé toutes ces ressources ?
PS : OUI.
TH : PS, pourrais-tu maintenant recréer, régénérer cette manière de fonctionner, afin que [_____ prénom] puisse apprendre et travailler naturellement de cette manière ?
PS : OUI.
TH : Fais faire inconsciemment à [_____ prénom] un pont vers le futur. Dans cette expérience organise toutes les ressources de manière à ce que [_____ prénom] se sente parfaitement à l'aise avec ses nouvelles capacités. Donne nous un OUI pour dire quand ce travail est terminé.
PS : [...] OUI.
TH : s'adressant à [_____ prénom] : Comme vous le savez, vous pouvez parler lorsque vous êtes en transe. Le fait de parler amène fréquemment un approfondissement de la transe. Je ne sais pas si vous allez le remarquer. Comment vous sentez-vous, maintenant, avec cette nouvelle expérience ?
Selon la réponse de [_____ prénom], ajoutez des ressources ou traitez toute objection qui se présente. En cas, de problème, voyez aussi si la personne a bien la liberté essentielle de réactiver ces ressources. : L'injonction « Tu n'es plus un enfant », n'a aucun sens spécifique, mais elle peut interdire l'usage

[1] Comment je vois le monde, Flammarion, Paris 1979

de telles ressources, ainsi que des ressentis de la petite enfance.
Refaites les ponts vers le futur et reposez à [_____ prénom] la question de savoir si son expérience a changé.
Lorsque le résultat est satisfaisant, passez aux étapes suivantes :
Vérifier l'écologie de l'avenir, futur proche, moyen ou lointain.
Faire des changements d'histoire de vie sélectif (associé) sur l'ensemble des apprentissages que [_____ prénom] a acquis depuis sa conception jusqu'au moment présent.
Enfin, terminez par les changements d'histoire de vie, dissocié puis associé, décrits aux numéros 7 et 8.

Faire ce travail soigneusement demande quelques séances. On prendra le temps nécessaire pour explorer en détail les ressources cognitives et émotionnelles de la prime enfance. Il est possible que des souvenirs réapparaissent. Invitez votre client à y porter toute son attention même si, à première vue, ils paraissent anodins. Faites ce travail, ces recherches et ces explorations dans une atmosphère joyeuse et détendue.

Bien modéliser un apprentissage

La première étape pour modéliser un apprentissage consiste à bien comprendre la nature de l'habileté à modéliser ; ainsi pourra-t-on évaluer les ressources positives, saines et constructives que réclame sa réalisation.

Dans quelle mesure la personne est-elle réellement motivée pour effectuer cet apprentissage ? Si elle désire apprendre quelque chose qui la passionne déjà, ce sera facile. Mais si l'apprentissage est imposé, comme la maîtrise d'une langue étrangère en vue d'une promotion ou d'un nouveau travail, ce sera aussi relativement facile si la personne aime les langues, plus particulièrement celle qu'elle devra apprendre. Si ce n'est pas le cas, il faudra d'abord qu'elle puisse se donner des motivations solides et de bonnes ressources de satisfaction et de plaisir en apprenant cette langue.

L'intégration de nouveaux fonctionnements physiologiques est aussi très importante. Ces changements ne se remarquent pas forcément car ils ont tendance à demeurer inconscients. Apprendre à les observer et en devenir conscient rend les progrès plus rapides et plus stables.

Le permis de conduire

Cet exemple parle à chacun, même à ceux qui ne savent pas conduire, dont je fais partie. On est habitué à l'omniprésence des conducteurs d'automobiles. Chacun les a modélisés plus ou moins inconsciemment, au moins par observation passive. La conduite automobile est une donnée culturelle.

Cet apprentissage nécessite de développer au moins les capacités suivantes, dont la liste n'est pas exhaustive :

1. Ressentir les dimensions du véhicule, son équilibre et sa tenue de route — une riche combinaison d'informations, de perceptions visuelles et kinesthésiques.

2. Pouvoir apprécier, visuellement, auditivement et kinestésiquement, la vitesse du véhicule, ainsi que les accélérations et les décélérations.

3. Avoir une excellente vue de la profondeur, c'est-à-dire en trois dimensions, savoir apprécier les distances et utiliser les rétroviseurs à bon escient.

4. Avoir un bon ressenti pour négocier les virages.

5. Avoir une excellente coordination sensori-motrice, qui permette de faire tous les gestes nécessaires simultanément.

6. Disposer d'une bonne capacité d'anticipation, d'une conscience visuelle, intuitive et kinesthésique de la présence des autres véhicules sur la route.

7. Etre agile pour faire des démarrages en côte et garer facilement la voiture le long d'un trottoir.

Ces apprentissages comprennent les éléments nécessaires à une conduite sûre et efficace. Par conséquent, le conducteur se sentira en confiance au volant de sa voiture et aura du plaisir à conduire. Notez bien que la confiance et le plaisir constituent des ressources qui émergent comme des conséquences de l'apprentissage. Elles n'ont pas été choisies au départ.

Il est important que vous compreniez bien le profil de votre élève, afin de l'aider là où il a le plus besoin d'aide. Il y a toute une variété de chemins différents pour apprendre à conduire, mais pas de formule standard.

Les ingrédients qui font l'art de conduire (47)

1. Mettez les domaines d'apprentissage dans un ordre de difficulté croissante, ce qui permettra à votre client de gagner en confiance en lui ou en elle.

2. Demandez à la partie sage d'inventorier toutes les ressources positives, saines et constructives nécessaires à cette réalisation. Demandez-lui ensuite de créer et d'intégrer ces ressources et vérifiez qu'elles sont bien toutes présentes.

3. Faites vivre à la personne, dans des temps imaginaires, des expériences d'entraînement qui lui permettent de pouvoir exercer son nouveau talent facilement et avec aisance.

4. Vérifiez que ces nouveaux talents soient entièrement alignés avec l'avenir proche, moyen ou lointain de la personne.

5. Faites revivre à la personne tous les apprentissages de ce type qu'elle a faits dans sa vie, afin de les intégrer pleinement à son histoire de vie.

6. Faites enfin un double changement d'histoire de vie (dissocié puis associé), afin d'intégrer les nouveaux talents comme s'ils avaient toujours été là.

Ne cherchez pas à faire ce travail rapidement. Il est plus sage d'accompagner l'apprenti conducteur à plusieurs reprises durant sa formation. Les exercices où l'on apprend à garer correctement la voiture dans des contextes différents ont avantage à être refaits plusieurs fois, de même que les démarrages en côte. Lorsque votre client se sentira sûr de lui-même pour accomplir telle ou telle tâche, il saura bien vous le dire.

Apprendre les langues étrangères

L'hypnose est un atout important dans l'apprentissage des langues. Certaines écoles proposent des apprentissages presque entièrement sous hypnose. Dans ces conditions, l'apprentissage est très rapide, à la condition d'avoir une grande disponibilité. C'est une activité plein temps dans le cadre de cours intensifs.

Une autre possibilité, plus flexible, consiste, grâce à des séances d'hypnose, à créer un climat et un espace dans lequel l'apprentissage de la langue va se réaliser facilement.

Parler une langue étrangère implique des changements physiologiques importants. Bien qu'ils soient parfois visibles pour les autres, nous en prenons rarement conscience. Comment se sent-on en parlant telle langue ? Ou telle autre ? Comment se sent-on lorsque l'on a une identité bilingue ou polyglotte ? En s'imaginant soi-même bilingue ou polyglotte, quel ressenti émerge ? Il vaut la peine de faire une toute petite pause pour en prendre conscience. Et même en ne sachant dire que quelques mots dans une autre langue, un léger ressenti de cette langue est déjà possible. Repérer ce ressenti lors de l'apprentissage d'une autre langue génère donc immédiatement un sentiment de soutien très appréciable. Apprendre à repérer ces sensations et ces ressources physiologiques nuancées développe aussi le sens de l'observation et l'attention, et permet de commencer à penser rapidement dans la nouvelle langue.

Le terme de « sous-modalité » vient du jargon de la PNL et sert à nommer des caractéristiques perceptuelles propres à chaque sens, les perceptions kinesthésiques mentionnées ci-dessus en faisant également partie. Les sous-modalités olfactives et gustatives sont peu exploitées consciemment, sauf en parfumerie et en gastronomie. Nous pouvons les laisser de côté le plus souvent.

Les sous-modalités auditives, visuelles et kinesthésiques jouent un rôle primordial dans l'ensemble des apprentissages. Observons-les de plus près.

Les sous-modalités auditives constituent le charme d'une langue, sa mélodie, son rythme et ses accents. Une « même » voyelle est toujours légèrement différente d'une langue à l'autre. Dans les manuels, ces sous-modalités sont décrites par des signes souvent abstraits et cabalistiques à partir desquels il est difficile d'imaginer les sons correspondants. Il est bien plus aisé de travailler avec des enregistrements sonores.

On découvre une toute aussi grande richesse sur le plan visuel. L'apprentissage et l'usage d'une langue ont une forte dimension visuelle qui n'est pas toujours consciente. Les mêmes éléments visuels apparaissent également dans l'apprentissage des mathématiques car les processus sont très semblables dans les deux domaines.

Si l'on pense à une chose, à un objet quelconque, comment le voit-on ? Comment se situe-t-il dans l'espace ? Il suffit de penser à des exemples tout simples : un pain, un chien, un œuf, un chat... Sont-ils proches ou lointains, en relief ou plats, en couleurs ou en noir et blanc ? S'agit-il d'esquisses ou d'images complètes, détaillées ou non, petites ou grandes ? Où sont-ils situés dans l'espace ? En face de soi, en bas, en haut, sur un côté — à gauche ou à droite ? Jouer à explorer ces sous-modalités les rend conscientes et réveille fréquemment des souvenirs et des ressources de la petite enfance.

Il est aussi utile de savoir comment la connaissance des langues est organisée dans l'esprit de celle ou celui qui en connaît deux ou plusieurs. Chez la personne qui parle plusieurs langues, une partie interne dirige fréquemment l'ensemble des parties responsables de chacune des autres langues, qui lui sont subordonnées. La partie sage vous aidera à clarifier ces questions.

L'histoire de Jacques

Jacques est tombé amoureux de Budapest en feuilletant un bel ouvrage d'art et en faisant un cours séjour dans cette ville. Il vint me voir car il désirait apprendre le hongrois aussi rapidement que possible. A côté du français, qui est sa langue maternelle, il parle bien l'italien et possède de bonnes connaissances en allemand et en anglais.

Sa partie sage nous indique qu'une partie interne gère les langues et leur apprentissage. D'autres parties sont spécifiques à chacune des langues qu'il a apprises. Bien qu'il ne sût que quelques mots de hongrois quand il vint me voir pour la première fois, Jacques avait déjà une partie interne dédiée à cette langue. Lorsqu'il s'exprime dans l'une des langues qu'il connaît bien, l'ensemble de ses « parties linguistiques » donnent toute leur énergie à la partie active et restent elle-mêmes silencieuses. Par conséquent, il n'y a aucune confusion entre les différentes langues qu'il connaît puisque, lorsqu'il parle l'une d'entre elles, les parties internes responsables des autres langues se taisent !

Grâce aux quelques phrases qu'il connaissait déjà en hongrois, Jacques prit facilement conscience d'un ressenti physiologique différent et remarqua également quelques sous-modalités liées à cette langue. C'était un excellent point de départ, qui lui donna confiance et stimula encore sa motivation d'apprendre cette langue agglutinante, si différente de celles qu'il connaissait.

Jacques avait besoin de pouvoir apprendre le vocabulaire hongrois avec aisance et plaisir. Au demeurant, il était aussi important qu'il demeure toujours curieux d'apprendre de nouveaux mots. Pour ce faire, nous avons construit une stratégie fondée sur un enchaînement en quatre étapes, qui se résument dans les mots-clefs suivants : 1) curiosité, 2) image du sens du mot, 3) image orthographique du mot, 4) sentiment de familiarité ou impression d'avoir toujours connu le mot. Voici ce processus :

La chaîne de sous-modalités (48)

TH : PS, pourrais-tu créer une chaîne d'états intérieurs, émotionnels, comprenant les éléments suivants :
1. Curiosité,
2. Représentation visuelle du sens,
3. Vision du mot épelé,
4. Familiarité — comme s'il avait été toujours su.
[Il est important de traiter chaque état interne séparément. La chaîne ne sera construite qu'à la fin du processus.

La partie sage fait d'abord une recherche transdérivationnelle concernant chacun des états internes, dans l'ordre où ils sont donnés. La personne revit consciemment chaque fois une expérience-type. La PS crée une ressource globale à partir de toutes les expériences recensées, y ajoute éventuellement de nouvelles ressources, toujours positives, saines et constructives, si cette ressource globale peut encore être améliorée.

Il y a, en outre, un autre type de ressources importantes nécessaires à l'apprentissage des langues : un grand désir d'apprendre, un fort soutien motivationnel qui permette à la personne de travailler régulièrement dans une atmosphère où la persévérance se mêle au plaisir. Y sont incluses les ressources de la prime enfance et la chaîne d'intégration du vocabulaire.

Avec Jacques, ce travail prit cinq ou six séances. Une année plus tard, il pouvait suivre une conversation simple en hongrois, ce qu'il fit en passant des vacances à Budapest. Il avait un vocabulaire équivalent à celui d'un enfant de douze ou treize ans. Le hongrois lui devenais facile et aisé.

Créer un climat propice à l'apprentissage d'une langue

Afin de créer un climat propice à l'apprentissage d'une nouvelle langue, commencez par raconter à la personne des histoires et des métaphores, qui lui rappellent la manière dont elle apprenait dans sa petite enfance. Ramenez-la ainsi à cette époque et dans cette ambiance particulière.

Faites-lui revivre des situations d'apprentissage dont elle se souvient et qu'elle connaît bien. Elle développera ainsi au mieux sa confiance.

Vous pouvez construire des apprentissages imaginaires, des expériences « comme si », faire revivre à quelqu'un l'ensemble de ses apprentissages d'un domaine spécifique, conscients et inconscients dans la perspective d'un enrichissement d'histoire de vie. Demandez ensuite à sa partie sage de générer de nombreuses ressources, qui permettent de reconstruire cet état d'esprit et de l'appliquer à des conditions variées et générales d'apprentissage.

Vérifiez si la personne est bien satisfaite de ces changements, et également son écologie dans le futur (avenir proche, moyen ou lointain).

Créez ensuite un futur imaginaire où cette personne utilise ses nouvelles possibilités dans la situation d'apprentissage convenu, de manière à pouvoir activer ses nouvelles ressources selon le contexte.

Lorsque tout cela a été pleinement vérifié, amenez la personne à intégrer l'ensemble des nouvelles ressources par un double changement d'histoire de vie (dissocié et associé).

Après que l'on ait construit la chaîne des sous-modalités, la partie sage génèrera les ressources positives, saines et constructives qui permettront de les relier et de passer de l'une à l'autre dans un élégant fondu enchaîné. La chaîne sera ensuite testée, d'abord dans des futurs imaginaires, puis en temps réel, la personne étant alors en état de veille.

En temps réel, Jacques a intégré, comme modèle et comme démonstration du processus le terme hongrois « Kösönöm », qui signifie « Merci ». Il commença par créer une image évocatrice de la gratitude, joua avec l'orthographe du mot en imaginant différentes couleurs pour les lettres et se permit enfin d'imaginer qu'il connaissait cette expression depuis fort longtemps... sinon toujours.

Arrivé à ce point, on fait un changement d'histoire de vie sélectif, c'est-à-dire qui porte essentiellement sur l'ensemble des apprentissages linguistiques de la personne ; il commence dans la petite enfance pour se terminer dans le moment présent.

La personne imagine maintenant comment va se dérouler son prochain moment d'apprentissage de la langue, lorsqu'elle participera à un cours ou travaillera seule chez elle.

Il y a un grand avantage à répéter ces processus à plusieurs reprises, en y intégrant feed backs et nouvelles ressources.

Atteindre un état de conscience spécifique

Deux étudiantes vinrent me voir avec un but extrêmement précis : elles désiraient entrer très rapidement dans un état sophronique spécifique, une sorte de conscience crépusculaire située à la limite de la veille et du sommeil. Elles pratiquaient la sophrologie depuis longtemps et connaissaient bien cet état de conscience. Mais, même pour des personnes bien entraînées comme elles l'étaient, retrouver cet état de conscience prenait un temps relativement long. Ainsi désiraient-elles trouver un raccourci.

En apprenant à dialoguer avec leur partie sage, elles découvrent immédiatement des liens et des similitudes avec la sophrologie. Elle sont enthousiastes et travaillent avec plaisir. L'apprentissage est extrêmement rapide car elles n'ont aucune crainte. La recherche transdérivationnelle leur permet de retrouver l'état désiré qu'elles connaissent bien.

La partie sage trouve avec succès les ressources positives, saines et constructives qui génèrent rapidement un état sophronique intense. Un bon ancrage, bien stable, leur permettra de retrouver cet état désiré rapidement et ainsi de l'utiliser facilement lorsqu'elles le désirent.

Les deux étudiantes vont ainsi vivre des rêves strictement inconscients, qui les amèneront peu à peu dans l'état désiré. Elles l'atteignent en quelques minutes seulement. Elles en sont très étonnées, sinon ébahies. On vérifiera que les ressources sont bien fiables et que l'état sophronique lui-même est stable, grâce à plusieurs ponts vers le futur.

Il reste encore à établir des ancrages qui leur permettront d'entrer facilement dans l'état sophronique choisi. Ces ancrages doivent être spécifiques afin d'éviter tout risque de déclenchement dans des circonstances inappropriées ou dangereuses.

Une seconde rencontre permit de vérifier la qualité du travail effectué lors de la première et de le peaufiner.

* * *

Générer des états de conscience, ou des états physiologiques particuliers, qui s'activent dans un contexte donné ou grâce à un ancrage, ouvre un horizon remarquable. Le processus est très simple et, de plus, assez similaire au petit test que l'on fait avec la partie sage tout au début.

Qu'il s'agisse de l'état sophronique mentionné plus haut, d'un état de méditation de pleine conscience, ou de concentration intense, il est toujours nécessaire de partir d'une description aussi détaillée que possible de l'état que l'on désire atteindre.

La partie sage est invité à établir une liste ou un ensemble de ressources positives, saines et constructives qui permettent d'atteindre l'état désiré. Lorsque les ressources sont intégrées et fonctionnelles, on fait un triple pont vers le futur et l'on vérifie également si le nouvel état demeure facilement accessible en dehors de la transe, et s'il peut être facilement réactivé grâce à une ancre.

On se souviendra aussi de bien vérifier l'écologie des futurs proche, moyen ou lointain, afin d'éviter tout désagrément, toutes conséquences négatives ou désagréables pour la personne spécifiquement. Même lorsqu'une nouvelle ressource paraît tout à fait innocente, comme c'est le cas de celle-ci, cette vérification ne doit jamais être omise.

En dernier lieu, un double changement d'histoire de vie ancrera naturellement cette habileté dans l'ensemble des talents de la personne, exactement comme si cette dernière en avait toujours bénéficié.

Même si ce type d'intervention est relativement simple à réaliser il est plus prudent de prévoir au moins deux séances. En effet, le travail ne pourra être considéré comme entièrement terminé avant que votre client ne vous donne un feed-back sur ce qui se sera passé entre-temps, sur les exercices qu'il aura fait, etc. Une troisième séance est également recommandée quelque semaines après la deuxième, afin d'améliorer le suivi et de stabiliser le changement effectué.

Au basket : quand les balles volent trop vite...

Après s'être confortablement installé, ce sympathique joueur de basket me dit d'emblée:

— Mon problème, c'est que je rate des balles, comme si elles volaient trop vite ; quand je tape, cette balle a déjà passé. J'aimerais que vous m'aidiez à parfaire mon entraînement.

— Est-ce que les balles volent vraiment trop vite pour vous, à cause d'un manque d'entraînement, ou est-ce qu'elles vous semblent voler trop vite ?

Le joueur est décontenancé par cette question incongrue. Un léger début de transe, une ouverture. S'il y a là quelque facteur subjectif, tout change, la situation du joueur peut être modifiée. Mais il ne sait pas encore que le temps peut être élastique...

Comme la plupart d'entre nous, ce joueur de basket a des souvenirs de situations où le temps a passé très lentement ou semblait figé, où tout se déroulait au ralenti. On repense à cette bretelle d'autoroute sur laquelle on ralentissait et qui n'en finissait pas de s'allonger — ça prenait un temps fou ! —, ou à ces salles d'attente — comme celle du dentiste — où le temps semblait s'arrêter, ou encore à toute autre situation baignée dans une ambiance de lenteur.

Lorsqu'il eut intégré cette ressource, le basketteur put, dans un futur imaginaire, attraper toutes les balles auparavant trop rapides. Il revit ainsi plusieurs scènes durant la séance elle-même. Lorsqu'il eut acquis le sentiment que cela marchait vraiment, que sa confiance en lui-même avait, elle aussi, marqué quelques points, le temps de la séance s'était écoulé.

Il revint une quinzaine de jours plus tard pour faire le point et peaufiner le travail effectué. Sa perception du temps changeait spontanément au moment approprié. Il était devenu plus leste et pouvait maintenant attraper ces balles avec dextérité et confiance.

Développer ce genre d'habileté semble être peu de chose, mais fait pourtant partie de ces « petites choses » qui embellissent discrètement la vie et qui ont l'art de nous rendre plus heureux sans que l'on ne sache pourquoi.

La situation de ce joueur de basket aurait été différente, s'il avait été en compétition. Il aurait peut-être placé le désir de gagner avant le plaisir de jouer. Mais le processus de changement serait demeuré le même, quel que soit le sens qu'il veuille bien donner à l'événement.

Il y a de nombreuses situations où l'on a besoin de ralentir le temps. Or nombreuses aussi sont les situations où il est utile de l'accélérer : un vol au long cours (assis des heures dans un avion) ou un passage chez le dentiste. Le processus présenté ci-dessous constitue un exemple où accélération ou ralentissement du temps sont tous les deux de mise.

Jouer avec la vitesse du temps

Ces processus, qui permettent de rallonger ou de raccourcir le temps s'appellent « des distorsions du temps ». Notez bien que ce sont des apprentissages, et des apprentissages importants. C'est la raison pour laquelle nous nous y arrêtons un peu plus longuement.

Si vous pensez à les utiliser, commencez par bien définir le contexte, la situation, où une distorsion du temps s'avère appropriée. Les circonstances doivent être clairement définies pour éviter tout quiproquo. Soyez clairs sur la manière dont vous désirez que votre client ou une autre personne puisse vivre cette expérience.

Prenons comme exemple le fauteuil du dentiste. La personne qui occupe ce fauteuil aura tout intérêt à ce que le temps passe très vite. Il lui sera également utile d'entrer dans un agréable état de rêverie et de faire l'expérience d'une bonne anesthésie. Veillez à ce qu'elle dispose de toutes ces ressources.

Au contraire, lorsque le temps ralentit, comme ce fut le cas chez le joueur de basket, il est important que la personne puisse demeurer vigilante et bien centrée sur elle-même, ancrée dans le moment présent. Ces ressources-là doivent aussi impérativement être prises en compte.

La partie sage fera les recherches transdérivationnelles nécessaires afin de trouver toute les ressources utiles et nécessaires. Elle en générera probablement d'autres encore, mais toujours sur un mode positif, sain et constructif.

Dans l'étape suivante, La PS intègre l'ensemble des ressources à la personne, de manière à ce qu'elles soient toutes immédiatement et pleinement disponibles. On peut alors les tester, afin de voir comment la personne les vit, ce qu'elle ressent et surtout si ce nouvel état de conscience est agréable.

La personne est elle-même invitée à construire des scènes de futurs imaginaires qui pourront lui servir de ponts vers le futur.

Comme dans tout changement, on vérifie l'écologie du futur, proche, moyen ou lointain, afin d'éviter tout danger ou quiproquo.

Enfin, le double changement d'histoire de vie ancrera le nouveau talent de manière cohérente dans l'ensemble des talents de la personne.

Dans les apprentissages liés aux performances sportives, il est aussi extrêmement important d'avoir un retour, même si tout paraît sans faille et allant de soi. Vous aurez fréquemment la surprise de découvrir de petits alignements qui n'ont l'air de rien, mais qui, lorsqu'ils sont effectués, font toute la différence.

Une réponse élégante au stress

Le vocabulaire de ce livre est aussi peu « guerrier » que possible. Il n'est pas question de « lutter » contre les problèmes, contre le stress ou encore de combattre les allergies ou d'autres difficultés, mais de modifier et de changer ce qui peut l'être, en utilisant les ressources que recèlent les problèmes eux-mêmes. On découvre ainsi des solutions harmonieuses. Nous ne « lutterons » donc pas contre le stress, mais chercherons plutôt des réponses constructives à des situations vécues comme stressantes. Ainsi ferons-nous du stress un allié car, gérer le stress, ça s'apprend.

Toutes ces choses se font en douceur. La douceur est très efficace, comme le filet d'eau qui, patiemment, use la roche la plus dure et va où il veut. La douceur et la souplesse sont les racines mêmes de la liberté.

Des personnes vinrent me voir pour trouver une solution à un problème assez fréquent dans certains services. Elles avaient un patron ou un supérieur toujours pressé, dont le stress continuel empoisonnait l'atmosphère du bureau. Il aurait bien voulu qu'elles aient fait hier ce qu'il leur avait demandé aujourd'hui pour demain ! Il ignorait totalement que, plus il mettait la pression, plus le travail ralentissait et plus la qualité diminuait.

Ici aussi, le ralentissement du temps, tout comme chez le basketteur, aura des conséquences heureuses. Vous pouvez reprendre et adapter une bonne partie ce qui a été dit plus haut à cette nouvelle situation.

Un ralentissement du temps fut ancré par rapport aux velléités du patron. Une quinzaine de jours plus tard, ces personnes me dirent que leur patron avait changé et qu'il était beaucoup plus calme qu'auparavant.

Le problème du stress ne se limite pas à des réactions malheureuses envers certaines personnes ou certaines circonstances. Nombreuses sont également les situations où telle personne est envahie par le stress et où une autre personne réagira sereinement. La file d'attente ou le feu rouge sont des exemples typiques. Ni l'un ni l'autre n'ont le pouvoir de stresser qui que ce soit. Il y a pourtant des personnes qui se contrarient elles-mêmes dans de telles circonstances et qui, par conséquent, ont des réactions de stress.

Il est par conséquent possible de dissoudre le stress dans des situations et des contextes précis. Le client pourra ainsi établir une liste de situations et de circonstances critiques où il se sent fragilisé : présenter un rapport, parler en public, répondre correctement à quelqu'un d'agressif, prendre certaines décisions, sans oublier les files d'attente, les imprévus et les éventuels feux rouges...

Les processus explorés tout à l'heure sont pleinement appropriés ici. Avant de rechercher des ressources, il est important de bien connaître l'état désiré que la personne souhaite atteindre et d'en vérifier l'écologie.

Si quelqu'un désirait simplement se sentir détendu dans un échange avec une personne agressive, ce serait inapproprié et peut-être même dangereux.

La personne a besoin d'assurance, de confiance en elle, d'une grande clarté d'esprit et de répondant. Autrement elle ne pourra pas se faire respecter et les difficultés risquent même d'être aggravée.

En plus, la manière dont nous réagissons au stress a un fort impact sur notre santé et sur nos relations sociales. S'il est élevé, notre niveau de stress incommodera aussi les autres. Il n'est pas sain d'être constamment dans un états physiologique d'attaque ou de fuite. Lorsque la fréquence de ce genre d'événement diminue, l'équilibre du système nerveux se rétablit et il se met à fonctionner plus harmonieusement.

Des connaissances retrouvées

Comme nous avons pu l'observer à plusieurs reprises, le pont vers le futur est une étape très importante aussi bien dans les réapprentissages (comme réapprendre à marcher) que dans les apprentissages proprement dits. Il en va de même des changements d'histoire de vie.

Reprenons l'exemple de la conduite automobile. En terminant une séance par un changement d'histoire de vie, toutes les nouvelles ressources acquises se retrouvent intégrées dans toute l'histoire de la personne, c'est-à-dire depuis la conception jusqu'au moment présent. Non seulement le sentiment d'identité s'aligne spontanément avec le nouveau passé, mais s'installe aussi une impression d'intimité avec les nouveaux talents ou connaissances. Une impression d'avoir « toujours su ». Par conséquent, l'apprentissage en question n'est pas juste une nouvelle couche de savoir empilée sur une autre. Bien au contraire, il fait vraiment partie du nouveau sens d'identité de la personne.

Il y a encore bien d'autres manières d'utiliser le temps imaginaire. Certaines consistent à intercaler des périodes d'histoires de vie fictives à différents moments de la vie de la personne, afin de créer ou entraîner de nouvelles ressources, ou encore d'optimiser des expériences ou des entraînements effectués dans le passé. Au chapitre III, nous avions déjà utilisé une approche similaire pour traiter les besoins laissés insatisfaits.

Reprenons le cas du basketteur. On peut lui faire revivre, successivement et spécifiquement, toutes les expériences de basket de sa vie, avec toutes les nouvelles ressources acquises, afin que toutes ses expériences de basketteur soient optimisées dans l'ordre où elles ont été vécues. A partir de petits changements dans toutes ces expériences, nous allons vers l'enrichissement de toute une vie, puisque les ressources ont tendance à se généraliser.

Un autre cas de figure mérite aussi notre intérêt. Une personne a appris un savoir-faire (une langue, une habileté technique quelconque, intellectuelle ou manuelle), qu'elle n'a ensuite plus utilisé pendant de longues années. Ses connaissances se sont naturellement estompées. Ce fut le cas d'un ami comptable. Des méthodes de travail, qu'il avait énormément utilisées au début de sa carrière, et qui avaient ensuite été mises de côté, sont revenues à la mode et l'entreprise dans laquelle il travaillait les a remises au goût du jour. Il avait partiellement oublié ces méthodes et se sentait très maladroit pour les réutiliser. Il vint me voir désirant savoir s'il lui serait possible de les recouvrer pleinement grâce à l'hypnose. Il a facilement retrouvé toutes les connaissances et savoir-faire qu'il désirait. On peut aussi imaginer réapprendre facilement une langue parlée couramment dans la petite enfance. Retrouver des ressources de la petite enfance va toujours dans le même sens.

Etre à l'aise aux examens

La question des examens fait intrinsèquement partie du domaine de l'apprentissage. La plupart des examens organisés par des institutions sont conçus pour vérifier les connaissances acquises dans les programmes de cours et non ce que l'élève peut faire avec ce qu'il sait. Cette nuance est importante ; il y a des experts qui n'apprécient pas du tout que les candidats soient créatifs et ne se contentent pas de reproduire ce qu'ils ont appris lors des examens. Mieux vaut le savoir.

En dehors des examens créés par les institutions, on peut aussi avoir envie d'évaluer personnellement ses propres progrès dans un apprentissage donné. Les deux approches sont très différentes, mais nous allons les considérer toutes les deux, en commençant par les examens au sens classique. Nous verrons ensuite comment faire une évaluation personnelle utile et constructive.

Considérons d'abord les éléments suivants, qui ont tous été étudiés plus haut :

- La personne a bien la liberté essentielle de réussir.
- Si la personne a raté des examens dans sa vie, on rend l'ensemble de ces expériences entièrement neutres et sereines et on complète le travail grâce au processus de l'identité virtuelle.
- La partie sage est invitée à établir une liste, ou un ensemble, de ressources positives, saines et constructives qui permettent à la personne de réussir cet examen particulier. Ainsi les ressources choisies tiendront compte du contexte précis de l'examen : milieu bruyant, examinateur ironique, ou tout autre facteur important et propre à cette situation particulière.
- On demande à la partie sage de générer toutes ces ressources et de les rendre immédiatement disponibles à la personne, que celle-ci le sache ou non.
- On vérifie l'écologie du futur proche, moyen ou lointain.
- On génère trois futurs imaginaires où la personne vit l'examen.
- On effectue les deux changements d'histoire de vie, d'abord dissocié puis associé.
- Sortie de transe et évaluation avec le client.

L’art de l’auto-évaluation constructive

L’auto-évaluation est plus simple et suit un principe bien connu. Un enfant de trois ans n’aime pas qu’on le prenne pour un bébé. Il nous fait vite comprendre que le stade « bébé » n’est plus le sien et que ce stade se situe déjà loin derrière lui. Il mesure la distance qui le sépare de cet état antérieur. De même, en faisant une marche en montagne, on mesure également la distance, c’est-à-dire la longueur du chemin parcouru depuis le point de départ. Le village dont on est parti semble déjà tout petit, loin là-bas. En même temps, on voit combien on s’est rapproché du but (le sommet) — ou « des grands » pour l’enfant. Cette forme d’évaluation, qui voit le point de départ s’éloigner et le but se rapprocher, génère le courage et n’implique pas de jugement. En outre, ce qui demande à être modifié ou corrigé pourra l’être et le sera dans une perspective positive, qui crée un soutien et incite à aller de l’avant.

Afin d’apprendre à vous servir correctement de cette stratégie, appliquez-la à des situations d’abord très simples et qui ont bien marché. Pensez à votre dernière balade, qu’elle ait eu lieu en montagne ou qu’il s’agisse d’une simple promenade. Pensez également à des « passages de vie » que vous avez franchis avec succès. Permettez-vous de les voir sous forme d’images, si c’est possible.

Ces explorations semblent sans limites. On trouvera des exemples à l’infini, car les capacités de l’esprit humain sont elles-mêmes quasi infinies, du moins à nos yeux.

Pensez à l’apprentissage de la relaxation, à pouvoir se concentrer, à faire des activités sportives à grande vitesse, à comprendre rapidement et intégrer intuitivement les comportements sociaux et le langage silencieux d’une autre culture, à rendre cohérente l’histoire de vie de personnes adoptées ou ayant changé de sexe, à apprendre la musique, etc. Je m’arrête ici car cette liste n’a pas de fin.

Tout dépend donc de notre capacité à imaginer et à créer. L’horizon est ouvert. Si, d’une part, l’hypnose constitue un outil thérapeutique de grande classe, de l’autre, elle constitue également un excellent moyen pour développer la créativité et amener davantage de joie et de plaisir dans l’existence. En tant que thérapeutes, nous sommes trop souvent à l’affût de ce qui ne va pas, au lieu de nous diriger vers de nouvelles possibilités. Il est si important de voir ce qui va bien et rend la vie plus belle !

Chapitre IX

Les inclassables

Ce chapitre présente des applications pratiques particulières. Des processus à utiliser dans des domaines précis, mais également modifiables. Ils constituent une sorte de bonus par rapport aux outils de base.

Certaines parties des processus utilisés ici ont déjà été décrits plus haut et dans les chapitres III et IV. Les marches à suivre sont donc résumées et non pas reprises en détail. Cependant, les nouveaux processus sont eux décrits en détail. Les vérifications écologiques doivent toujours être respectées, d'abord l'intégrité des ressources après la neutralisation d'expériences, ensuite l'intégrité de la ligne de temps.

Bien que tous ces processus soient orientés solutions, il est toujours souhaitable de se renseigner auprès de la partie sage pour savoir si les changements désirés entraînent des objections. Si c'est le cas, on interrogera les parties internes, la grille ou les libertés essentielles. Telle personne désire améliorer son sommeil mais elle n'a pas la liberté d'être détendue et reposée, par exemple. Il est plus facile de traiter toute objection avant d'avoir mis des changements en route, plutôt que de devoir les remanier après.

Le premier thème nous concerne tous : le développement et la consolidation de la confiance en soi — ce qui est déjà tout un programme !

Confiance en soi, appréciation, estime et amour de soi

Le développement et l'épanouissement d'une authentique confiance en soi constitue la clef de voûte de la joie de vivre et du succès. D'elle dépendent plusieurs capacités essentielles de bien vivre, telles que les motivations, la persévérance, le pouvoir de dire clairement et respectueusement ce que l'on pense, de demeurer serein lors d'une négociation et j'en passe. Lorsqu'une personne a résolu bon nombre de problèmes et de traumatismes, la confiance en soi émerge naturellement : en fait, elle grandit à chaque pas, à chaque progrès, petit ou grand. Ne serait-il pas intéressant de faire l'inverse, c'est-à-dire de commencer par générer la confiance en soi ? C'est précisément ce que nous allons explorer ici.

Lorsque les choses se passent bien, trois autres qualités se développent avec la confiance en soi et la rendent plus effective, à savoir l'estime de soi, l'appréciation et l'amour de soi. En effet, il peut arriver à quelqu'un d'être sûr de soi dans certains domaines, mais sans avoir la possibilité d'estimer ou d'apprécier vraiment ses propres qualités. Les ressources sont bien là, mais elles sont considérées sans valeur. Voici un exemple :

— Vous savez l'allemand ?

— Oui.

— C'est très utile, n'est-ce pas, de savoir l'allemand ?

— Si vous voulez. Mais je n'ai vraiment aucun mérite à l'avoir appris, on le parlait toujours avec les grand-parents… C'est venu comme ça.

— Que vous le méritiez ou non n'est pas nécessairement la question. Est-ce que cela ne vous est pas utile de savoir cette langue ?

— Bien sûr, mais je n'y suis quand même pour rien…

Cette étudiante n'était pas loin de se détester. Elle était très avare en compliments, très généreuse en critiques, aussi bien avec elle-même qu'avec les autres. Elle n'arrivait pas non plus à comprendre pourquoi elle était déprimée et complètement démotivée dans ses études. On voit combien il est important d'envisager la confiance en soi dans un espace assez vaste pour inclure l'estime, l'appréciation et l'amour de soi.

Qu'est-ce qui fait que ces qualités, pourtant fondamentales, manquent à tant d'entre nous ? Je me souviens d'avoir lu, dans les années 80 ou 90, une étude américaine très sérieuse, selon laquelle 90 pour cent au moins des Américains se sentaient au-dessous de la moyenne ! Ce qui n'a pas de sens. Qu'est-ce qui fait qu'un si grand nombre de personnes arrivent à l'âge adulte avec une confiance en soi si déficiente et limitée, assortie d'une bien pauvre estime d'elles-mêmes ?

La confiance en soi et ces autres qualités se construisent et s'épanouissent depuis la toute petite enfance, le processus continue dans l'adolescence si ce n'est dans l'âge adulte, à condition qu'il n'y ait pas d'obstacles. Ces qualités demeurent longtemps tout à la fois fortes et fragiles. Elle sont facilement ébréchées, abîmées, même par de petites maladresses ou des mots malheureux. Les attitudes et les commentaires des parents, de la famille, des amis et connaissances jouent un rôle décisif, de même que leurs réactions émotionnelles non dites.

Ainsi, l'indifférence, le manque chronique d'attention, les critiques et les injonctions négatives sont délétères. Quelques exemples : « C'est vraiment pas terrible », « Tu n'y arriveras jamais », « Tu aurais pu faire mieux », « Qu'est-ce que tu crois ? », « Pourvu que ça dure », « Pour qui te prends-tu ? », « C'est normal, il n'y a pas de quoi se vanter ». Toutes ces remarques insidieuses affaiblissent et minent la confiance, l'appréciation et l'estime de soi.

Mais ces expériences négatives ne représentent qu'un aspect des choses. Toute personne capable de vivre en société doit avoir développé au moins un minimum de confiance en elle-même. Il y a toujours au moins quelques expériences qui favorisèrent et permirent ce minimum de confiance. Par conséquent, personne n'est complètement dépourvu de confiance en soi. Je me souviens d'un électricien venu consulter à cause de son manque de confiance en lui-même. Il m'affirmait haut et fort qu'il n'avait aucune confiance en lui. Il ne se souvenait d'aucune expérience de sa vie où l'idée de « confiance en soi » aurait pu avoir du sens.

— Ne vous souvenez-vous pas de quelque expérience, même très courte, où vous auriez eu confiance en vous ?

— Non ! Je ne trouve absolument rien.

— Sûr ?

— Puisque je vous le dis !

Je prends le temps de regarder le lustre pendu au plafond et, après quelques instants, je lui demande :

— Si une ampoule lâche, pensez-vous que vous puissiez la changer ?

— M'enfin !? Vous vous f... de moi ? J'suis électricien, tout de même !...

— Non, je ne me moque pas de vous, bien au contraire. Mais sachez qu'il faut une certaine confiance en soi pour visser une ampoule électrique sans la lâcher, ni s'électrocuter, ni se casser la figure. Certaines personnes n'en sont pas capables.

— Que voulez-vous dire ?

— Que vous savez visser une ampoule, que vous avez assez confiance en vous pour le faire !

— C'est normal !

— Bien sûr ! La confiance en soi est invisible !

Il a compris en un éclair. Ce fut le début d'un grand changement. Ce caractère « invisible » de la confiance en soi, dont nous remarquons bien l'absence, mais plus difficilement la présence, est ce qui fausse toute évaluation. La plupart des gens qui disent qu'ils n'ont pas confiance en eux-mêmes ne se dévalorisent pas forcément. Ils ne voient pas leurs ressources de confiance, tout simplement.

L'admiration n'aide en rien, quand elle n'aggrave pas les choses. L'admiration est un faux frère de l'appréciation. Elle donne l'impression trompeuse de favoriser la confiance en soi, de créer un accord avec autrui, mais il n'en est rien car elle marque toujours une distance en élevant son objet sur un piédestal. Elle vous met en vitrine — elle vous met sur la sellette — une position qui, à la longue, n'est guère confortable.

En outre, on a aussi remarqué que les personnes qui admirent trop haut et trop fort certaines qualités chez les autres avaient parfois des difficultés à manifester elle-mêmes ces qualités. Telle ou tel admire hautement chez autrui l'ouverture d'esprit, l'humilité ou la générosité, dont elle ou il manque cruellement. Tout au contraire, l'appréciation constitue un feed back chaleureux, qui nourrit la confiance, l'appréciation, l'amour de soi, et qui vous susurre dans le creux de l'oreille : « Tu peux compter sur ce que tu as, tu peux t'apprécier et t'aimer ».

Dans une interview datant de plus d'une dizaine d'années, un journaliste admirait les qualités d'endurance, de persévérance, de patience et de méticulosité de Claude Nicollier, l'astronaute suisse qui fit des travaux très importants et difficiles dans des stations spatiales. Le journaliste était intrigué et lui demanda comment il avait fait pour développer ces qualités remarquables. Voici à peu près ce qui lui fut répondu :

> *Mon père, mes frères et moi avions de tout temps l'habitude de bricoler, de créer des objets, d'en réparer, etc. Chaque fois que nous avions franchi une étape importante ou terminé quelque chose, mon père marquait l'événement qui ne passait jamais inaperçu. Même si ce n'était parfois qu'une simple remarque en passant, l'événement était célébré et reconnu. Ainsi nous nous sentions toujours satisfaits de ce que nous avions fait, même s'il avait fallu corriger des erreurs ou refaire quelque chose. Nous savions que nous avions réussi et notre confiance en nous-mêmes ne pouvait que s'accroître*[1].

C'est un très bel exemple de construction spontanée et naturelle d'une véritable confiance en soi et d'une authentique estime de soi. Le père dit les mots justes et a les attitudes qui leur correspondent. Inspirés par ce bel exemple, nous allons voir maintenant comment construire ou reconstruire une confiance en soi naturelle et spontanée, ainsi qu'une saine appréciation, estime et amour de soi.

Confiance en soi, appréciation et estime de soi (49)

1. On commence par exposer le projet à la partie sage en vérifiant d'abord s'il y a des objections (en lui posant simplement la question) puis en s'assurant qu'il n'y a pas d'obstacle au niveau de la grille. Si des difficultés apparaissent, elles seront traitées en priorité.

2. On vérifie aussi que la personne a bien la liberté essentielle de développer sa confiance en elle-même et qu'elle est à l'aise avec son pouvoir et celui des autres. S'il y a un problème de libertés essentielles, ce dernier sera également traité avant la reconstruction la confiance en soi.

3. On fera ensuite une ou plusieurs recherches transdérivationnelles afin de retrouver l'ensemble des expériences qui affaiblirent ou détruisirent la confiance et l'estime de soi de la personne. La partie sage dira s'il est approprié de faire une ou plusieurs recherches transdérivationnelles distinctes.

4. Après chaque recherche transdérivationnelle, les expériences retrouvées sont immédiatement rendues entièrement neutres et sereines.

5. On fera une ou deux recherches transdérivationnelles pour repérer les expériences qui lui auront permis de développer son estime de soi.

[1] Tous nos remerciement vont à Monsieur Claude Nicollier, astronaute, professeur émérite de l'École Polytechnique de Lausanne en Suisse, qui nous a donné l'aimable permission de publier son témoignage.

6. On demande à la partie sage de combiner toutes les ressources positives, saines et constructives contenues dans ces expériences pour en faire une super ressource de confiance et d'estime de soi.

7. Le moment est venu de vérifier si la personne a toujours toutes les ressources positives, saines et constructives dont elle disposait avant que ces changements n'aient eu lieu. Si quelque ressource a été affaiblie ou perdue, on fait immédiatement le nécessaire pour la reconstituer intégralement.

8. Suit le travail avec l'identité virtuelle : neutralisation chez la personne présente des expériences qui diffèrent de celles de l'identité virtuelle, laquelle a toujours eu une pleine confiance et appréciation d'elle-même. Sont enfin intégrées les éventuelles nouvelles ressources positives, saines et constructives de l'identité virtuelle.

9. Vient ensuite l'exploration des futurs proche, moyen ou lointain de la personne, en vue d'éviter, pour cette dernière spécifiquement, des expériences négatives, dangereuses ou désagréables.

10. Il est important que la nouvelle identité de la personne soit pleinement réalignée avec son passé, afin qu'elle puisse la vivre sans paradoxe et de manière entièrement naturelle. Par conséquent, on effectuera toujours les deux changements d'histoire de vie ; le premier dissocié et le second associé.

11. On ramène enfin la personne dans la pièce en prenant bien son temps. Les ressources positives, saines et constructives qui lui permettent d'être pleinement éveillée au présent, d'être aussi en accord avec elle-même, avec les autres et avec la vie sont stimulées, alors qu'elle effectue une dizaine d'inspirations et d'expirations profondes.

Il est très important de bien prendre son temps pour accomplir un tel changement. C'est un processus à long terme. Donnez toujours à la partie sage tout l'espace et la liberté dont elle a besoin pour réorganiser soigneusement la vie de la personne.

Visualiser, entendre et ressentir

Certaines personnes ressentent profondément les choses, tout en ayant des difficultés à communiquer ce qu'elles ressentent avec des mots ou même des images. D'autres voient facilement des images, les décrivent facilement, mais sont moins en lien avec leur ressenti. D'autres encore disposent d'un très riche dialogue intérieur, mais le ressenti et la visualisation demeurent eux dans l'arrière-plan. Ces constatations sont normales mais ne signifient nullement que nous ayons affaire à des types figés. Ces modes de fonctionnement sont, bien au contraire, modifiables. Nous utiliserons les abréviations suivantes pour les nommer : A pour auditif, V pour visuel et K pour kinesthésique (le ressenti).

Il est possible de faire des recherches transdérivationnelles sur le système principal ou les systèmes secondaires, en répertoriant les expériences de la personne tout au long de sa vie dans l'un ou l'autre. La partie sage pourra ensuite tirer le meilleur parti de ces expériences, afin de générer des ressources plus fiables et plus fines. Il devient ainsi possible de mieux équilibrer les trois systèmes afin qu'ils puissent fonctionner de concert.

Ce travail, apparemment anodin, cache parfois des surprises. Il arrive que, chez telle personne, l'un des systèmes soit bloqué suite à un grave traumatisme oublié ou refoulé. Dans ce cas, un travail d'exploration avec la grille et éventuellement les libertés essentielles donnera la possibilité de lever ces obstacles.

Créer des synesthésies

Certaines personnes sont réduites à faire des opérations mentales en n'utilisant qu'un seul système de représentation. C'est toujours très difficile et presque impossible sur le plan kinesthésique seul. Le ressenti est un monde riche mais fait de silence. Le calcul mental est très ardu lorsqu'il est effectué uniquement de manière auditive, mais devient facile lorsque auditif et visuel travaillent ensemble. Le système visuel seul, quoique également très riche ne permet pas de communiquer ni de commenter quoi que ce soit, puisque les mots sont absents. Il est donc impératif d'avoir au minimum deux systèmes de représentation fonctionnels, pour pouvoir passer aisément de l'un à l'autre. Mais c'est encore mieux si les trois fonctionnent pleinement ! Entendre un mot, voir une image de ce qu'il signifie et enfin le ressentir.

Remarquons en passant que les personnes dyslexiques ont fréquemment l'avantage de visualiser facilement et en trois dimensions. De leur côté, les personnes autistes ont des synesthésies si abondantes qu'elles en sont submergées, au point que, par contraste, la réalité extérieure leur semble pauvre et sans intérêt. La question se pose toutefois de savoir si leurs expériences, tout comme celle des dyslexiques, pourraient inspirer des possibilité de modélisations intéressantes. Une capacité de visualisation stable et précise, de même qu'une capacité de créer des synesthésies délibérément, sans en être envahi, pourraient se révéler des ressources infiniment précieuses.

La mémoire visuelle est très riche, comparée à une unité de mémoire auditive. Que de mots pour décrire une seule image ! Comme dit le proverbe chinois « Une image vaut mille mots ». L'image d'une équation, d'une planche anatomique, d'un paysage demandera une longue description verbale. De même, un seul élément de mémoire gustative, olfactive ou kinesthésique est également très prégnant comparé à une description verbale. Une seule de ces impressions suffit à créer un poème, une nouvelle, un morceau de musique ou même un rapport pour un examen.

Un bon développement de nos capacités de visualiser, d'entendre, de ressentir et, pourquoi pas, de savoir flairer et goûter, ne peut qu'enrichir la vie, donner du plaisir et rendre toutes nos expériences plus réelles et plus vraies.

Des cérémonies métaphoriques

Il est parfois utile et divertissant de présenter un processus sous la forme d'une cérémonie, à la fois consciente et inconsciente. Le processus lui-même tient lieu de métaphore. Voici, par exemple, un travail effectué sur une liberté essentielle bloquée.

Le sujet connaît la liberté essentielle sur laquelle il désire travailler. Dès qu'il est en transe, on demande à sa partie sage d'examiner cette liberté essentielle, de voir d'où vient le problème (recherche transdérivationnelle), puis de construire des métaphores inconscientes qui permettront de la débloquer.

En d'autres termes, le thérapeute demande à la partie sage du sujet de créer une métaphore qui décrive le déblocage de cette liberté essentielle. Cette métaphore commence par une scène où l'on retrouve toutes les personnes qui ont participé à la création du blocage. Ce sont ces mêmes personnes qui vont débloquer cette liberté essentielle. Grâce à cette cérémonie, à ce rituel, la personne se libère tout en douceur.

La partie sage construit la scène et la cérémonie inconsciemment dans tous les détails. La partie sage rejoue la scène plusieurs fois, toujours inconsciemment, jusqu'à ce qu'elle devienne entièrement fluide et naturelle. Puis, petit à petit, elle la rend de plus en plus consciente, comme cela se passe dans les phases d'un pont vers le futur. La personne se sent-elle plus légère, plus libre ? La scène sera rejouée quelques fois jusqu'à ce que la personne soit complètement libérée.

Lorsque le rituel est pleinement accompli, la personne se découvre entièrement libre par rapport à cet ancien blocage et envisage un avenir où ce conditionnement n'existe plus.

Intégrer les ressources des rêves

Comment l'hypnose éricksonienne pourrait-elle permettre de traiter les rêves ? Si l'on considère le rêve comme une sorte de métaphore, dont il serait possible d'intégrer les ressources et le sens, s'ouvre alors une nouvelle perspective. C'est d'ailleurs aussi le but de l'interprétation des rêves, effectuée de manière consciente. La question n'est pas ici de savoir d'où les rêves viennent, ni quels sont les mécanismes psychophysiologiques qui les sous-tendent. Il s'agit plutôt de comprendre comment ils se déroulent, s'ils ont une fin heureuse ou malheureuse. L'intrigue a-t-elle un dénouement heureux ? Le rêve laisse-t-il une impression d'apaisement, un sentiment que quelque chose a bien été résolu ou accompli ? Un sentiment de complétude ? Ou laisse-t-il, au contraire, une impression désagréable de non-résolu, de non-fini, qui retient l'attention du rêveur et le laisse préoccupé ?

Prenons comme exemple ce que l'on appellerait un « rêve d'ombre » dans la perspective junguienne. Le rêveur se trouve confronté à un monstre, à quelque chose d'effrayant. Il se réveille brusquement dans un état agité et angoissé. Au départ, il ignore que le contenu de son rêve puisse constituer une partie de lui-même, qui tente d'émerger, afin d'être reconnue et intégrée. L'analyse junguienne va lui permettre de rencontrer cette dimension cachée de lui-même, de la confronter, d'y devenir plus ouvert, afin de la rendre plus différenciée et finalement de pouvoir la réintégrer. Ainsi les rêves suivants évolueront-ils au fur et à mesure que la partie « ombre » sera apprivoisée et réintégrée.

Le travail en hypnose a le même but que la démarche analytique, mais est techniquement différent. On n'interprète pas, c'est le rêve qui est amené à changer. Il sera revécu, autant de fois que nécessaire, avec de nouvelles ressources, jusqu'à ce que le rêveur puisse accomplir la mission de ce rêve, c'est-à-dire, dans notre exemple, faire face à une part d'ombre et l'intégrer.

C'est alors que le scénario change. Le rêveur devient capable de faire face à l'ombre et va ainsi pouvoir apprivoiser, différencier et réintégrer cet aspect de lui-même. Sa personnalité y gagnera en maturité et prendra une plus grande envergure. Le rêveur aura davantage de courage pour gérer d'autres défis ou d'autres figures d'ombre. Le rêve devient une sorte de « voyage du héros ».

C'est la raison pour laquelle le dénouement du rêve est crucial. Si le conflit a bien été résolu, si un morceau d'ombre a bien été réintégré, le rêve se termine de manière agréable et heureuse, laissant un sentiment de plénitude et d'accomplissement.

En résumé, tout l'art de la démarche consiste à « amener le rêve à une fin heureuse ». Elle est fondée sur une compréhension profonde du rôle des rêves. Le message et l'intention du rêve sont immédiatement pris en compte. Contrairement à ce qui se passe lorsque le rêve est interprété consciemment et à l'état de veille, le travail exécuté par la partie sage est direct, immédiat. Puisque l'intellect et l'ego sont hors jeu, ils ne peuvent faire de commentaires et interférer avec le processus. Puisque la partie sage en transcende les limites, le message, l'énergie, et la tonalité affective du rêve vont s'intégrer spontanément et pleinement.

Cette approche convient aussi très bien pour traiter les cauchemars et les rêves à répétition. Il y a tant de rêves où l'on aurait aimé vivre des émotions, des attitudes et des comportements différents, où l'on aurait aussi aimé avoir le courage de faire face à un adversaire ou à des obstacles, des rêves que l'on aurait aimé maîtriser, où l'on aurait aimé que le scénario arrive à son véritable dénouement — sans que l'on ne se réveillât trop tôt.

On se souviendra aussi de porter une attention particulière à ces beaux et grands rêves, heureux, parfois grandioses, riches de magnifiques ressources, ces rêves privilégiés que l'on fait de temps en temps, prêts à être intégrés et souvent porteurs d'un grand message, comme s'ils nous venaient d'un monde céleste.

Sur le plan pratique, on s'assure d'abord que la partie sage connaît bien le rêve sur lequel on désire travailler. Si ce n'est pas le cas, on l'invite à prendre le temps d'étudier ce rêve, d'examiner les ressources qu'il contient, ainsi que les problèmes qu'il pose. la partie sage sait comment transformer un rêve afin de lui donner un dénouement agréable et heureux. Ainsi la personne qui en est l'auteur en retirera-t-elle toutes les ressources, les apprentissages et tout le sens dont il est porteur.

Voici les lignes directrices de ce processus. Toutes les phases en ont déjà été étudiées de manière détaillée tout au chapitre III.

Intégrer un rêve (50)

TH : PS, es-tu d'accord de travailler sur le rêve que [______ prénom] vient de raconter ?
PS : OUI.
TH : Parcours et explore ce rêve afin de le connaître en détail et de voir comment il est structuré. Donne-nous un OUI quand tu commences et un autre OUI lorsque tu as terminé.
PS : [... OUI].
TH : Merci. Pourrais-tu, maintenant, imaginer toutes les ressources positives, saines et constructives qui permettent de transformer ce rêve en lui donnant une fin heureuse, puis de l'intégrer ?
PS : [... OUI].
TH : Okay, crée ces ressources strictement inconsciemment de manière à ce qu'elles soient immédiatement disponibles à [______ prénom].
PS : [... OUI].
TH : Maintenant, fais revivre son rêve à [______ prénom] inconsciemment, jusqu'à ce qu'il soit entièrement modifié et intégré.
PS : [... OUI].
TH : Merci. Laisse maintenant le rêve modifié émerger à la conscience — clairement ou comme une impression, ou entre les deux.
PS : ... Okay.
TH : [______ prénom], quelles sont vos impressions ?
Le client raconte son expérience.

Il est possible que la personne ait encore besoin d'autres ressources complémentaires pour se sentir vraiment bien à l'aise avec ce rêve. Vérifiez. Enfin, un double changement d'histoire de vie terminera ce travail en ré-harmonisant pleinement toute la vie de la personne.

En fin de séance, le rêver éprouve souvent une grande détente, un certain calme ou encore un sentiment de plénitude et d'accomplissement. Dans les jours et les semaines qui suivront, il sera mieux à même d'évaluer ce que l'intégration de ce rêve lui aura apporté, ce qui aura changé ou pas.

Vers un meilleur sommeil

Les perturbations du sommeil diminuent significativement la qualité du repos. Quelle que soit sa nature profonde, le sommeil constitue un retrait du monde extérieur salutaire et nécessaire. C'est ainsi seulement qu'il permet une véritable régénération du corps et de l'esprit. La plupart d'entre nous s'endorment avec un grand nombre de situations non résolues ou non-terminées datant de leur dernière journée, des précédentes ou parfois même d'un passé lointain.

Il vaut la peine, dans la soirée ou avant de s'endormir, de faire le point sur cette journée, d'examiner comment elle a été vécue, en distinguant entre ce qui est terminé, ce qui est laissé pour compte et ce qui sera continué le lendemain ou les jours suivants.

L'examen de l'histoire du sommeil, tout au long de la vie de la personne, permet de transformer les circonstances où le sommeil était mauvais et associé à des expériences négatives. C'est un travail à faire avec la grille (recherche d'identités secondaires, de croyances limitantes, d'auto-promesses, etc.). La recherche transdérivationnelle permet de retrouver les expériences d'endormissement difficile, de mauvais sommeil ou de nuits d'insomnie ou remplies de cauchemars que l'on pourra alors rendre neutres et sereines. En outre, un bon travail avec l'identité virtuelle complétera heureusement cette transformation de l'histoire du sommeil de la personne.

L'examen et le nettoyage de sensations fantômes, fréquemment liées à des endormissements difficiles et à un mauvais sommeil, contribuera également à mettre le client dans un meilleur rapport envers les processus d'endormissement et le sommeil. On verra aussi, avec la partie sage, dans quelle mesure de nouvelles ressources physiologiques seraient utiles afin d'améliorer la qualité et la profondeur du sommeil.

Les questions écologiques ayant toutes été vérifiées, des pont vers le futur donneront à la personne la possibilité d'intégrer changements et nouvelles habitudes d'une manière agréable, heureuse et constructive.

L'anesthésie

Avant d'anesthésier une douleur, il est impératif de savoir si cette douleur est bénigne ou constitue un symptôme d'une condition plus grave. Une visite médicale s'impose parfois. Si c'est le cas, le travail en hypnose se fera avec l'accord du médecin traitant.

Si l'hypnose ne permettait que de soulager les douleurs dorsales, les maux de tête, certaines sciatiques et autres rabat-joie, ce serait déjà énorme. La possibilité de diminuer ces douleurs, voire de les faire disparaître sans l'usage de médicaments, constitue déjà en soi un pas remarquable vers une meilleure santé et une plus grande joie de vivre.

Notre intérêt se portera, d'abord et plus particulièrement, sur ces douleurs quotidiennes ou momentanées, dont on sait d'avance qu'elles ne cachent pas de problèmes graves.

Chacun d'entre nous est un anesthésiste qui s'ignore. Tout comme Monsieur Jourdain faisait de la prose sans le savoir, nous sommes tous en « auto-anesthésiste », sans en avoir conscience. En voici quelques exemples.

Nous avons un peu mal à la tête en allant au cinéma. Or, le film est tellement fascinant, plaisant et absorbant, que le mal de tête est vite oublié... Certes, il se peut qu'il revienne à l'entr'acte ou à la sortie, mais ce n'est même pas sûr. De toute façon, il aura disparu au moins pour une bonne partie de la soirée ! Et voici que telle autre personne « oublie » son mal de dos en lisant des polars. Elle est tellement prise qu'elle n'entend même pas son chien aboyer ni la sonnette de sa porte ! Même un besoin urgent (aller aux toilettes) peut disparaître par enchantement lorsque l'attention est entièrement occupée ailleurs. Des exemples vous reviennent certainement à l'esprit, maintenant que vous êtes sur la piste. Cette forme d'oubli sélectif nous est familière et entièrement naturelle. Elle constitue une forme d'anesthésie.

L'oubli constitue donc une ressource maîtresse pour créer une anesthésie. Par conséquent, si vous savez que telle personne souffre d'une migraine, ayez le tact de ne pas lui demandez à brûle-pourpoint comment va sa migraine. Vous risqueriez de réveiller une migraine endormie et de ramener la personne à un état douloureux. Il est des situations où la sollicitude consiste à ne rien dire. Laissez les gens parler de leurs maux s'ils en ont envie, mais ne leur rappelez jamais leurs douleurs.

Un autre constituant de l'anesthésie est le sentiment, l'impression de fraîcheur, de froid et d'engourdissement. Nous y reviendrons plus loin en explorant des processus. Dans les années 50, lorsque un dentiste devait arracher une dent de lait à un enfant, il utilisait un système qui gelait ou glaçait la dent. La douleur était ainsi très diminuée.

Les douleurs que l'on tente de diminuer ou d'effacer sont souvent d'anciennes douleurs devenues chroniques. Elles s'installèrent petit à petit depuis un passé lointain. Avant de tenter de modifier leur impact sur le moment présent, il est judicieux de rendre ce passé paisible, neutre et serein — sinon agréable — en neutralisant toutes ces expériences de mal-être connectées à la douleur présente, ainsi que les sensations fantômes éventuelles, grâce à la douche écossaise. Le travail avec l'identité virtuelle créera une plus grande stabilité et permettra d'intégrer les nouvelles ressources de cette dernière. L'anesthésie, alors effectuée dans le présent, sera plus homogène et cohérente, certainement plus profonde aussi. La personne trouvera plus naturel de se sentir bien.

La fumée et le tabac

Il y a au moins deux raisons pour lesquelles il est très difficile d'arrêter de fumer. La première tient au fait que la nicotine est une drogue extrêmement puissante, probablement l'une des plus accoutumantes qui soit. La seconde dépend du fait que l'acte de fumer est lié à un très grand nombre de paramètres, car fumer constitue une activité très complexe. Il y a des fonctions rituelles, de nombreux ancrages, une dimension sociale et, en outre, des fonctions positives extrêmement importantes.

Ainsi le fumeur jouit-il de très nombreuses mini-pauses durant sa journée. Son attention et sa réflexion sont également stimulées lorsqu'il tire sur une cigarette ou s'occupe de sa pipe, sans oublier d'autres rituels personnels ou sociaux, ces derniers impliquant fréquemment d'autres fumeurs. Cesser de fumer consiste non seulement à se libérer d'une très forte addiction, mais aussi à perdre de nombreux repères et habitudes du quotidien. Les trois premières questions à poser à la personne qui désire arrêter de fumer peuvent être les suivantes :

- Qu'est-ce que fumer vous apporte dans la vie ?
- Quels en sont les avantages ?
- En quoi est-ce important pour vous d'arrêter de fumer ?

Ces questions étonnent et entraînent fréquemment une légère transe. Mieux les avantages et bonus de la fumée seront connus et compris par le fumeur, plus il lui sera facile de mettre en place des moyens qui lui permettent de les satisfaire sainement, ce qui favorisera un meilleur état de santé. Ensuite, les questions suivantes seront utiles :

- Depuis quand fumez-vous ?
- Comment fut l'expérience de votre première cigarette ?
- Vous souvenez-vous combien c'était désagréable ?
- Comment l'habitude de fumer s'est-elle ensuite installée chez vous ?

Ici, on prend également tout son temps. La précision et le détail des réponses à ces questions sont source d'importantes informations pour planifier un traitement. Il sera plus facile de faire un bon nettoyage de l'histoire tabagique de la personne et de trouver des ressources appropriées qui génèreront des changements durables.

Le nettoyage de l'histoire tabagique de la personne lui permet de se libérer de ses habitudes, souvent très anciennes, en lien avec la fumée. Une recherche transdérivationnelle répertorie l'ensemble des expériences liées à la fumée, en tenant compte, non seulement des circonstances où la personne fume, mais aussi de toutes les situations où elle subit les effets de la fumée passive, souvent en fumant avec les autres. Cette dimension sociale de la fumée est extrêmement importante.

Ensuite, le travail avec l'identité virtuelle (qui, elle, n'a bien entendu jamais fumé !) permet d'aller encore plus loin. Toutes les expériences modifiées à ce moment-là perdront leurs liens avec le tabac et la fumée. Et sans compter toutes les ressources positives, saines et constructives que l'identité virtuelle pourra encore donner à la personne réelle.

Il est également nécessaire que le client ne se mette pas en situation constante de test et développe un dialogue interne du type : « Vais-je avoir envie de fumer ? », « Vais-je tenir le coup ? », etc. Des suggestions appropriées l'amèneront à porter son attention ailleurs que sur le tabac et la fumée. Il oubliera ces questions. Et elles ne le préoccuperont plus dans la vie quotidienne.

Enfin, vient la grande question : Comment la personne désire-t-elle que cela se passe ? L'utilisation appropriée de futurs imaginaires lui permettra de construire un avenir qui lui convienne pleinement et où elle puisse se sentir parfaitement heureuse et à l'aise.

Vers un poids optimal

Le vocabulaire français concernant la notion de poids est un univers en soi, plein de surprises. Si vous avez trop de poids, on vous demande d'en perdre, et non de vous débarrasser d'un surplus. Mais qui désire perdre quoi que ce soit ?

Nous avons aussi un merveilleux bouquet de métaphores, toutes plus contradictoires les unes que les autres : « C'est un argument léger » signifie « qui ne fera par le poids ». Et enfin cette perle : « Une fille légère », expression ou la notion de poids tourne à la métaphore sulfureuse !

Toutes ces choses se disent tous les jours, mais il faut les rassembler pour voir leur côté absurde. C'est ainsi que l'on découvre toutes les contradictions qu'elles recèlent et que l'on peut en déduire les effets suggestifs contradictoires. Il en va de même lorsque l'on parle de « l'amélioration des symptômes ». C'est un oxymoron, c'est-à-dire une contradiction dans les termes. L'expression n'a pas de sens, puisque ce que l'on recherche, c'est la diminution des symptômes ! Qui voudrait vraiment les « améliorer » ?

Une autre observation eu égard au poids concerne les régimes et les comptes de calories qui leur sont liés. La valeur calorique de deux aliments peut être objectivement équivalente, mais qu'en est-il effectivement, lorsqu'ils sont ingérés par des personnes différentes, aux métabolismes différents ? Les processus de digestion de l'un et de l'autre aboutissent-ils strictement au même résultat ? D'où vient la présupposition qu'il y a une équivalence pour tous ? Ce que les gens mettent dans leur assiette est passé au peigne fin mais, ce qui est rejeté à la fin du processus digestif n'est pas analysé. Les proportions de lipides, protéines et glucides rejetés demeurent-elles les mêmes chez chacun, quelle que soit la nourriture absorbée ?

Ces questions sont le plus souvent laissées de côté ou sans réponses. Il y a heureusement d'autres chemins pour aider les personnes concernées par leur poids et les aider à découvrir une alimentation qui puisse leur convenir et leur faire plaisir aussi.

L'histoire de la personne est déterminante. Les habitudes acquises au cours de la vie, les croyances ou autres limites qu'elle a développées jouent un rôle important. Croire que le poids est une donnée versatile à surveiller constamment crée une atmosphère désagréable. Il faut y veiller sans cesse, il y a des tensions et le stress se développe. Au contraire, si l'on pense que le poids n'est pas un problème, si l'on a confiance qu'il puisse se régulariser naturellement, pour autant que l'on vive sans excès constants, on sera bien plus détendu.

Avant tout travail thérapeutique visant à influencer le poids, il est important de vérifier l'état de santé de la personne auprès d'un médecin, car l'approche thérapeutique sera différente si la personne a des problèmes hormonaux ou liés à des questions d'enzymes. Si les examens nécessaires ont été faits, ou si cette personne vous avoue être complètement accroc au sucre ou à tout autre substance qui fasse grossir, le travail peut commencer.

Un élément de ce travail consiste à prendre d'emblée en compte la partie « gourmande » de la personne. Lorsqu'elle est ignorée, la partie gourmande transforme les régimes alimentaires en enfers et en catastrophes. Elle joue donc un rôle très important. Lorsqu'on mange avec appétit et plaisir, les sucs digestifs coulent en abondance, alors que, lorsque la nourriture est fade, n'est pas appréciée, ou avalée sans intérêt ni attention — ce qui arrive lorsqu'on lit le journal ou pianote un téléphone portable en mangeant —, leur quantité est minime. Si le plaisir de manger n'est pas pris en compte, le meilleur régime tournera à l'échec.

La partie gourmande fonctionne comme toute partie interne, c'est-à-dire qu'elle peut toujours être rééduquée, mise à jour ou acquérir de nouvelles ressources. Chez la plupart d'entre nous, elle est souvent accrochée à des nourritures malsaines. Considérez l'empressement de tant d'adultes à donner aux petits enfants des choses trop sucrées dont ils n'ont d'ailleurs aucun besoin. En s'abstenant de les bourrer de ces friandises, non seulement on ne les frustrerait pas (puisqu'ils ignoreraient jusqu'à leur existence), mais ils acquerrait dès leur début de leur vie un bon patrimoine d'habitudes alimentaires saines. Je trouve triste qu'on les oblige ainsi à prendre de mauvaises habitudes.

En vous référant au travail avec une partie interne (9), vous pourrez, rééduquer la partie gourmande, avec l'accord de la personne, afin qu'elle fonctionne désormais de manière constructive et comme une alliée. La partie sage peut lui apprendre à rendre appétissantes les nourritures qui conviennent à tel moment et à respecter facilement le point de satiété. Le régime alimentaire, si l'on peut encore parler de régime dans ces circonstances, émergera spontanément de l'intérieur.

Comme tout ce que l'on critique ou juge, le surpoids a aussi des fonctions positives, mais parfois fantaisistes. J'ai entendu dire, et le plus sérieusement du monde, par un ami micro-psychanalyste, que c'est un signe de maturité, de présence au monde et à la vie. Vous l'aurez deviné : cet ami n'est ni un homme mince ni de petite taille...

Une autre fonction positive, sérieuse et féminine, consiste à utiliser le surpoids comme un garde-fou sexuel. Je l'ai appris d'une jeune femme qui vint me voir pour perdre du poids, selon son propre vocabulaire. Le traitement s'est figé au moment où elle découvrit cette fonction positive. Elle se protégeait ainsi et décida de ne pas poursuivre le travail.

Voyons maintenant comment aider quelqu'un à prendre soin de son poids. Le premier élément est son degré de motivation, toujours lié au contexte. La motivation est différente du désir de modifier le poids, bien qu'elle en tire sa source. Mais ce ne sera pas le cas si la demande de diminution de poids n'est pas personnelle, mais plutôt fondée sur un ordre médical.

Erickson avait, comme on sait, ses propres manières de motiver les gens, ou de voir s'ils étaient vraiment motivés. On se souviendra de la « dame aux escaliers » de Phœnix. Erickson choisissait parfois des chemins très durs pour aider certaines personnes. Certes, nous pouvons le modéliser, mais cela ne veut pas dire que nous devions absolument le suivre sur ce point.

Se motiver pour modifier son poids (51)

TH : A [_____ prénom] : Comment serait votre vie, si votre poids était normal et ne constituait plus une préoccupation pour vous ?
CL : ... ...
Posez toutes les questions nécessaires afin d'avoir une représentation aussi précise que possible de l'état désiré.
TH : PS, pourrais-tu chercher et imaginer toutes les ressources positives, saines et constructives dont [_____ prénom] a besoin pour pouvoir se motiver pleinement afin de réaliser son objectif d'avoir un poids optimal ?
Continuez simplement en créant les ressources de manière habituelle.
Etre libre du « poids » du passé : Afin que le travail effectué dans le présent ne soit pas freiné par d'anciennes expériences, on commencera par nettoyer l'histoire pondérale de la personne.
TH : Depuis quand êtes-vous préoccupé par votre poids ?
Le client sait, ne sait pas ou a de vagues idées. Mais quelle que soit sa réponse, on posera la question suivante à sa partie sage :
TH : PS, pourrais-tu rechercher la première expérience négative de la vie de [_____ prénom] qui soit en relation avec son poids ?
Notez bien que les réponses conscientes et inconscientes à ces questions ne coïncident pas toujours. En outre, les élément inconscients sont fréquemment plus anciens que les souvenirs conscients.

L'histoire pondérale de la personne est d'abord rendue entièrement neutre et sereine. Ensuite, l'identité virtuelle amène d'autres changements en neutralisant d'autres expérience et en intégrant de nouvelle ressources, celles qui émergent dans le scénario virtuel d'une vie vécue sans aucun problème de poids.

Dans une perspective similaire, on regardera également s'il y a des dysfonctionnements physiologiques qui entraînent des prises de poids et qui pourraient être modifiés de manière à ce que la personne ne grossisse pas ou moins.

L'apparition du sentiment de satiété « devrait » indiquer à quel moment l'on a mangé suffisamment pour être physiologiquement rassasié. Mais ce signal est fréquemment négligé ni même entendu. Il est utile de le renforcer et de lui permettre de couper l'appétit au moment approprié, c'est-à-dire lorsque la personne est physiologiquement rassasiée, afin de ramener la ration alimentaire à une quantité optimale.

Les goûts eux-mêmes s'avèrent facilement modifiables, et n'ont d'ailleurs aucun caractère immuable, comme on le croit parfois. Ils changent d'ailleurs naturellement au cours de la vie. On peut d'ailleurs les modifier et les moduler, mais toujours avec l'accord de la personne.

Ces changements seront effectués en accord avec la partie gourmande de la personne, puisque c'est elle qui crée le plaisir de manger. Ce plaisir a une grande importance physiologique car il stimule l'ensemble des processus digestifs. Il permet d'arriver à la fin d'un repas avec un sentiment de satiété confortable, en vue d'une digestion agréable.

Chapitre X

Des expériences insolites

Notre univers est très, très étrange. Il se révèle toujours plus grand et plus surprenant que tout ce que nous avons pu anticiper ou imaginer jusqu'alors. Chaque découverte apporte quelques réponses mais fait émerger un nombre encore plus grand de nouvelles questions. Non seulement, comme nous l'avons vu, notre représentation du monde n'est pas le monde lui-même — tout comme une carte géographique n'est pas le territoire —, mais le territoire grandit beaucoup trop vite par rapport à la carte ! Il est toujours plus vaste, plus subtil et plus différencié que tout ce que nous pouvons cartographier. Nos représentations du monde et de l'univers ne sont par conséquent jamais que des vues limitées, restreintes et simplifiées de ce « quelque chose » que nous ne connaissons jamais vraiment mais que nous appelons pourtant la « réalité ».

Les recherches et les explorations que l'on peut faire en hypnose sont soumises aux mêmes principes. Elles réclament également une certaine ouverture concernant les expériences et les questions qui se situent aux confins de nos représentations du monde, c'est-à-dire là où apparaissent ces « exceptions » qui ébranlent nos théories et nos croyances, mais sont pourtant le chemin obligé vers de nouveaux paradigmes. Dans notre cas, ce sont plus précisément des questions que l'on classe d'habitude dans les domaines du « spirituel » ou du « religieux », autrement dit dans le domaine dit des « croyances ». Les notions de réincarnation et de vies antérieures en font partie. Que faire, lorsque des clients nous rapportent de telles expériences et ont un grand besoin de les partager et d'y comprendre quelque chose ? C'est la raison pour laquelle ce thème est examiné dans ce chapitre.

Réincarnation et vies antérieures

Les questions concernant la réincarnation et les vies antérieures sont des questions subtiles. On demande souvent si ces expériences sont vraies, authentiques, ou s'ils s'agit d'hallucinations ou de fantasmes.

Si un client a besoin de raconter une telle expérience, je vois mal qu'on lui réponde : « C'est un fantasme », sans empathie. Ce n'est pas impossible mais on ne le sait pas. On évitera donc de porter ce jugement. Une des grandes qualités de William James, dans l'ouvrage déjà cité, est son accueil des témoignages qu'il reçoit tels qu'ils sont, sans les juger ni les interpréter.

En outre, il arrive aussi, qu'en cherchant la période durant laquelle eut lieu une expérience, la partie sage la situe hors du cadre de cette vie-ci, c'est-à-dire avant la conception.

Jusqu'ici, nous avons tacitement considéré la question des vies antérieures en termes de croyance : Vrai ou Faux — Fantasme ou Réalité. Or, il ne semble pas possible, compte tenu de nos connaissances actuelles sur notre propre nature, de donner des réponses simples et non ambiguës à ce type de questions. Nous passons d'un système de croyance à un autre, alors que la question demeure indécidable.

Si nous entendons des narrations d'événements concernant des vies antérieures, écoutons-les telles qu'elles sont. Elles font partie de l'ensemble des expériences de la personne qui nous les raconte. Respecter les récits des personnes qui ont vécu ces expériences, qui ont fréquemment beaucoup de peine à en parler, par crainte du ridicule, du rejet ou de passer pour folles, et en même temps un grand besoin de les partager et d'en faire quelque chose, est certainement la meilleure attitude que nous puissions avoir envers elles. Elles en seront très soulagées.

Mais nous pouvons aller plus loin. Notre modèle est tel que nous pouvons l'utiliser pour traiter des expériences de réincarnation ou de vies antérieures, sans avoir besoin de porter un jugement sur leur statut ontologique. On traite simple une structure sans contenu. C'est tout.

Par conséquent si, lors d'une recherche transdérivationnelle, des expériences ou des traumatismes situés avant la conception commencent à émerger, demandez à la partie sage de confirmer si c'est bien le cas, c'est-à-dire qu'il s'agit d'expériences vécues soit dans une vie antérieure, soit entre deux vies, le plus fréquemment entre la vie présente et la vie précédente. S'il s'agit bien d'un élément antérieur à cette vie-ci, la partie sage donnera à la personne un fort sentiment de bien-être, de sécurité et de détente.

Demandez ensuite si l'expérience a eut lieu avant la conception — c'est-à-dire entre deux vies — ou plutôt dans une vie antérieure. Pour le moment, ce matériel doit rester strictement inconscient, car nous n'avons aucune idée de son contenu. Le but de notre travail consiste à rendre les expériences neutres et sereines, on ne prendra donc pas le risque de rendre conscientes des expériences qui pourraient être très pénibles ou douloureuses[1].

Pour traiter ces expériences, nous utilisons les processus que nous connaissons déjà, toujours en mode inconscient. Tout comme dans la neutralisation d'expériences de cette vie-ci, on vérifie soigneusement l'équivalence des ressources de la personne avant et après les changements. On vérifie aussi que ces changements n'entraînent pas, pour cette personne-là spécifiquement, des conséquences négatives, dangereuses ou désagréables dans son avenir.

[1] Il existe des thérapies réincarnationnistes, où l'on rend effectivement conscientes des séquences de vies antérieures. Cette approche semble bien fonctionner et a du succès, mais n'a pas été développée dans notre modèle.

Grâce au travail effectué avec l'identité virtuelle, la personne sera également débarrassée de toute expérience ambiguë restante. En plus, elle acquerra les ressources de son destin virtuel alternatif. Sa nouvelle identité sera ainsi bien intégrée dans cette vie-ci et bien ancrée dans le moment présent.

Enfin, viendront les changements d'histoire de vie (d'abord dissocié puis associé). Souvenez-vous que, dans cette situation particulière, ils commencent l'un et l'autre juste avant la première expérience à neutraliser et non pas à la conception, car c'est à ce moment-là que commence la nouvelle ligne de temps. Ils doteront la personne d'un nouveau passé émotionnel, adapté à tous les changements vécus, comme si l'ancien passé n'avait jamais été.

La question de la véracité, de l'authenticité ou de l'objectivité des souvenirs situés hors de la vie présente ne se pose donc plus, puisque leur contenu demeure toujours inconscient. L'ensemble de nos souvenirs est d'ailleurs toujours relativement aléatoire, puisque nous les « rééditons » chaque fois que nous en parlons ou y pensons.

Ce processus constitue par excellence une approche sans contenu. Notons que ces expériences ne sont pas fréquentes. Il vaut toutefois la peine de se donner les moyens d'y faire face, au cas où elles se présentent à nous. Vous trouverez ci-dessous une autre variante. Il s'agit d'une problématique transgénérationnelle ayant pour origine un passé familial douloureux.

Un héritage de guerre civile

Un client avait des ancêtres proches qui avaient été impliqués contre leur gré, dans les imbroglios d'une guerre civile. Il désirait savoir dans quelle mesure ces circonstances très douloureuses de son histoire familiale laissèrent des séquelles dans sa propre vie. Il ressentait un malaise profond envers ce vécu de sa famille.

Nous avons exploré délicatement sa situation grâce à l'aide et au soutien de sa partie sage. Nous lui avons demandé si elle avait accès à l'histoire de vie de la famille, des ancêtres, et si elle pouvait remonter ses souvenirs dans le temps. Il s'avéra qu'elle pouvait le faire naturellement de manière inconsciente. Nous lui demandâmes de remonter jusqu'au tout début de cette période tragique, afin de neutraliser toutes les expériences pénibles et traumatisantes afin de les rendre entièrement neutres et sereines. Un nouveau passé, maintenant en accord avec les changements effectués, fut généré grâce à un double changement d'histoire. Ces changements d'histoire de vie commençant juste avant le début de la crise et allaient jusqu'au moment présent. L'histoire de vie de la personne s'est alors réalignée et apaisée. Après avoir intégré ces changements, elle s'est sentie libérée d'un grand poids et faisait maintenant l'expérience d'une plus grande liberté, comme si une fatalité qui pesait sur elle avait alors disparu.

Ainsi décrit, ce travail paraît très simple, et il l'est. Il prend cependant du temps, car il doit être effectué avec précision, étape par étape. Ainsi le client se trouvera-t-il très apaisé et libre par rapport à cette ombre du passé qui planait sur lui et semblait toujours le rattraper.

C'est un exemple particulier. J'ai travaillé dans cette perspective avec plusieurs personnes. Les bienfaits acquis se sont révélés fiables et durables. Comme cette approche est un peu particulière, il est bon de mettre en avant l'aspect métaphorique du processus. On pourra ainsi la considérer comme une forme élaborée de rêverie profonde. Nous ne savons d'ailleurs pas vraiment comment les choses se passent dans l'inconscient, au-delà du scénario métaphorique. Peut-être qu'un jour l'imagerie médicale nous donnera-t-elle d'autres éclairages et d'autres perspectives sur ce genre de phénomènes.

Une étrange expérience

Il y a parfois des difficultés dont l'origine semble venir de nulle part. On ne trouve tout simplement rien. Pas de blocages visibles ou de troubles liés à la grille ; les libertés essentielles et motivations de vie sont claires.

C'est le cas d'Esther. Esther vivait une tragédie continuelle dans ses relations avec les hommes. C'était une personne intelligente, intuitive, posée, en harmonie avec ses émotions. Elle travaillait dans le domaine des médecines alternatives et elle était remarquablement douée pour les massages intuitifs. Très appréciée par ses clients, son cabinet était florissant. Le succès. Mais ses relations avec les hommes étaient toujours complètement chaotiques. Une relation semblait prometteuse, mais à peine quelques mois avaient-ils passé, qu'elle se terminait en catastrophe. Esther avait pourtant la tête sur les épaules et n'était pas non plus compulsive. Ses choix semblaient réalistes, aussi bien aux yeux de ses amis qu'aux siens. C'était pour elle un casse-tête tragique.

A tout hasard, je lui demandai s'il lui fut arrivé de penser que cette difficulté pût dépasser le cadre de cette vie. Elle n'en savait rien mais l'idée fit un léger écho et l'intéressa immédiatement. Elle était prête à explorer cette piste. Contre toute attente, cette exploration se révéla très riche. Lorsque fut posée la question de savoir si ce problème venait d'avant cette vie, sa partie sage répondit immédiatement par un oui très clair.

Premier dialogue avec la partie sage d'Esther (52)

TH : Cela provient-il d'une vie passée ?
PS : Non.
TH : Cela provient-il d'un temps situé entre deux vies ?
PS : Oui.
TH :Entre cette vie-ci et la précédente ?
PS : Oui.
TH : Est-ce que la question d'apprendre à être à l'aise avec les hommes, de

les rencontrer naturellement faisait partie du « plan », de la « tâche » de cette vie-ci ?
Notez bien que la question est structurelle ; elle n'implique aucun contenu précis.
PS : Oui ! — Un oui retentissant !
TH : Pour commencer cette vie-ci, Esther dispose-t-elle de toutes les ressources nécessaires, positives, saines et constructives, dont elle a besoin pour créer des rapports constructifs avec les hommes ?
PS : Non.
TH : Aurait-t-elle alors la tâche de se débrouiller pour créer ces ressources dans cette vie-ci ? Comme une sorte d'apprentissage à tâtons ?
PS : Oui.

Il n'est certes p-as facile, pour qui que ce soit, de faire un apprentissage dont on ignore tout, y compris que l'on doive le faire ! C'est la situation d'Esther ; elle se trouve complètement désorientée dans ce domaine de sa vie. Elle va d'échec en échec, sans pouvoir prendre aucun feed back qui ait du sens et sans pouvoir comprendre non plus ce qui lui arrive. Mais le dialogue avec sa partie sage continue ; elle n'est plus abandonnée à son sort. En ce moment même, elle se trouve dans un espace situé entre cette vie-ci et la précédente, dont elle ne sait rien. Par convention, nous avons appelé ce lieu particulier le « point de choix ».

Second dialogue avec la partie sage d'Ester (53)

TH : PS d'Esther, pourrais-tu imaginer un scénario de la vie présente d'Esther, telle qu'il se déroulerait, si Esther avait bénéficié de toutes les ressources positives, saines et constructives qui permettent de rencontrer les hommes de manière heureuse ?
PS : [après un long silence] OUI.
TH : Esther a-t-elle toujours le même problème avec les hommes dans ce nouveau scénario ?
PS : NON.
TH : PS, pourrais-tu maintenant créer toutes les ressources positives, saines et constructives dont Esther aurait eu besoin à ce moment-là, à ce point de choix, pour pouvoir vivre des relations positives et heureuses avec les hommes ?
PS : OUI.
TH : Okay, merci. Commence par choisir inconsciemment l'ensemble des ressources positives, saines et constructives qui sont nécessaires pour réaliser ce but. Donne-nous un signal OUI quand c'est fait.
PS : [...] OUI.
TH : PS, crée ensuite ces ressources en faisant vivre inconsciemment à Esther toutes les expériences nécessaires, de quelque nature qu'elles soient.
PS : [...] OUI.
TH : PS, vérifie enfin qu'Esther est bien dotée de toutes ces ressources et

que ces dernières sont maintenant pleinement intégrées et concrètement utilisables.
PS : [...] OUI.

Aucune expérience de la vie présente d'Esther n'a été modifiée, bien qu'elle ait reçu de nombreuses nouvelles ressources au point de choix. Sa vie allait pourtant être profondément modifiée. On vérifie donc aussi s'il y a, pour elle spécifiquement, des conséquences négatives, dangereuses ou désagréables dans un avenir proche, moyen ou lointain. Si c'est le cas, on effectuera immédiatement le processus nécessaire.

Enfin, on termine par le double changement d'histoire de vie, dissocié puis associé. Mais ce changement d'histoire commence non pas à la conception mais juste avant le point de choix. Esther disposera ainsi, non seulement de nouvelles possibilités comportementales envers les hommes, mais elle aura aussi un passé émotionnel harmonisé avec ses nouvelles capacités relationnelles.

Ce travail sera complété par une série de ponts vers le futur. On ne créera pas de scénarios spécifiques mais plutôt des ensembles d'impressions, de dialogues internes ou externes, d'images, de sensations et de comportements — tout cela orienté dans le sens de ce qu'Esther désire vivre sur le chemin de rencontres et d'interactions heureuses avec les hommes.

Deux séances supplémentaires ont permis à Esther d'affiner encore ses nouvelles ressources et lui ont donné l'espace et le temps nécessaires pour bien les intégrer. A la fin de ce travail, elle était tranquille, paisible, comme si la dimension tragique de sa vie avait laissé la place à un horizon plus lumineux. Une belle rencontre, qui s'avéra heureuse et durable, eut lieu quelques mois après.

Quelques années plus tard, une autre personne vint me voir avec les mêmes question. Nous travaillâmes à peu près de la même manière. Une heureuse rencontre eut aussi lieu peu de temps plus tard, tout comme ce fut le cas pour Esther.

Ces traitements fonctionnent au mieux dans la mesure où client et thérapeute sont l'un et l'autre ouverts à une vision du monde qui accueille l'éventualité d'une conscience plus grande et plus vaste que le monde physique.

Si un client est totalement fermé ou opposé à une telle vision du monde, même envisagée sur le plan métaphorique, le confronter à ce modèle sera non seulement inefficace, mais pas sans risque non plus. Personne n'aime voir sa vision du monde mise en question par une collision frontale, et encore moins dans un cadre thérapeutique. D'autres métaphores seront peut-être appropriées. C'est peut-être maintenant à vous de les chercher...

TROISIÈME PARTIE

Vous !

Chapitre XI

Votre partie sage et vous

Il est temps de voir comment vous pouvez utiliser tout ce que vous avez appris jusqu'ici pour vous-même. Chacun peut contacter sa propre partie sage et dialoguer avec elle. Vous pouvez lui poser toutes les questions que vous désirez, pour autant qu'elles soient sous forme binaires — c'est-à-dire qu'elles aient seulement OUI ou NON pour réponse. Vous pouvez aussi lui demander d'effectuer des changements dans votre vie, comme nous allons le voir.

Travailler avec soi-même n'est pas la même chose que travailler avec quelqu'un d'autre. Lorsqu'on est avec une autre personne, une dynamique se crée et les échanges stimulent. Dans l'auto-hypnose, vous êtes « femme-orchestre » ou « homme-orchestre ». Il n'y a toutefois pas de limites connues à ce que l'on peut faire en auto-hypnose. Que vous soyez thérapeute ou non, vous pouvez apprendre à faire de votre partie sage un allié précieux. Ce chapitre est dédié à cet apprentissage.

Toute personne qui utilise l'hypnose, non seulement induit une transe chez la personne avec qui elle travaille, mais se met elle-même spontanément en transe. Elle entre dans une transe spécifique, le plus souvent à son insu, et cette transe particulière constitue l'outil qui lui permet de mettre les autres en transe.

La transe est d'ailleurs un phénomène courant dans la vie de tous les jours. Dans les ascenseurs, on voit des gens qui regardent vers le haut, fascinés par les chiffres... et qui ne savent plus à quel étage sortir... Plongé dans un polar fascinant, qui réclame toute notre attention, nous n'entendons ni le téléphone sonner, ni le chien qui aboie. Contrairement à une croyance populaire, la conscience de veille n'est pas statique mais dynamique. Elle change constamment. Elle connaît des variations semblables à des vagues et des moments de rêveries hypnotiques environ toutes les nonante minutes.

Prendre conscience de cette réalité constitue en soi un progrès vers une plus grande liberté et a des conséquences inattendues. On discernera plus facilement les effets de la publicité sur soi-même. On pourra déterminer les moments de la journée où l'attention est la plus vive pour effectuer une tâche précise.

Il est aussi possible que vous ayez traversé de légères transes durant la lecture de ce livre. C'est normal car il contient beaucoup de métaphores qui induisent naturellement de légères transes. Celles-ci invitent à des apprentissages conscients et inconscients. Les métaphores ont toujours un effet sur nous, quand on les raconte, quand on les entend, quand on les étudie et encore plus particulièrement quand on les crée !

C'est pour ces raisons que ce chapitre est le dernier du livre. En effet, les apprentissages conscients et inconscients que vous aurez faits jusqu'ici ont constitué un terrain propice à l'apprentissage de l'auto-hypnose.

Que vous le sachiez ou non, vous avez une très grande liberté pour contacter votre propre partie sage et apprendre à dialoguer avec elle. Vous pouvez suivre les processus décrits plus loin ou simplement vous en inspirer. Vous êtes libres, vous avez toujours le privilège de choisir. Vous n'êtes pas en train de passer des examens mais de découvrir de nouveaux aspects de votre vie et de nouvelles manières d'être. Votre partie sage connaît vos intentions. Faites de cette démarche une exploration joyeuse. Vous n'êtes d'ailleurs pas censé « réussir » la première fois que vous faites quelque chose. Les premiers résultats sont souvent mauvais et c'est normal. Accueillez-les tels qu'ils sont et permettez-vous de continuer. Oubliez de réussir et laissez faire votre partie sage.

Afin de créer une connexion bienveillante avec votre partie sage, vous pouvez vous inspirer de la description du processus donnée ci-dessous. Vous pouvez également enregistrer le texte présenté plus loin intitulé : *Guide I : Rencontre avec la partie sage.* C'est une narration du processus. Il est recommandé de lire ce texte lentement, de faire de petites pauses, de petits silences, entre les phrases. Des points de suspension vous y invitent.

Description générale du processus

Vous avez lu de très nombreuses descriptions de communications et de travail effectués avec des « parties sages » tout au long de ce livre. Vous savez comment vous représenter une partie sage, grâce à des images simples, parfois symboliques. Auriez-vous une idée de ce qui pourrait représenter la vôtre, à moins que vous n'y ayez déjà pensé ? Quelle image agréable pourrait la représenter ? Si cette image vous convient, pourriez-vous vous laisser ressentir un léger sentiment de bien-être, ce sentiment particulier de détente que l'on ressent lorsqu'on sait que « Ça joue ! », que « C'est ça ! » ?

Décrivez-vous en détail l'image qui représente votre partie sage, comme si vous décriviez un tableau, un portrait ou un paysage à une autre personne. Cette image, est-elle plate ou en relief ? En noir et blanc ou en couleurs ? Grande ou petite ? Plus vous la décrirez, plus vous l'apprivoiserez, et plus elle vous deviendra familière.

Parlez-lui. Dites-lui qu'elle est belle, que vous l'appréciez. Dites-lui des choses agréables. Prenez le temps de ressentir ce qui se passe. Quel signe cette image pourrait-elle vous donner pour vous dire « OUI » et quel autre signe pourrait-elle vous donner pour vous dire « NON » ?

Ensuite, posez-lui cette question : « Serais-tu d'accord de représenter ma partie sage afin que je puisse communiquer avec elle ? »

Une réponse NON à cette question est extrêmement rare. Si cela vous arrivait, choisissez, ou mieux, laissez venir une autre image. Laissez advenir, soyez en confiance et prenez tout votre temps.

Vous pouvez aussi demander à votre partie sage de vous donner des signaux idéomoteurs, liés à des mouvements des doigts, si vous vous sentez plus à l'aise ainsi. Nous en avions parlé au chapitre II.

Créer un dialogue avec la partie sage

La description ci-dessus pourra suffire à certaines personnes pour se guider et s'orienter elles-mêmes en établissant un dialogue avec leur partie sage. Mais certains d'entre nous préfèrent parfois être guidés. Voici un cheminement écrit, qui vous permet de créer ce dialogue sans avoir à penser aux différentes étapes. Vous pouvez le lire lentement, vous le faire lire par quelqu'un d'autre ou encore l'enregistrer et vous écouter. Les points de suspension (…) vous invitent à faire de petites pauses.

Ce dialogue est immédiatement suivi du petit test, exactement comme nous l'avions vu au chapitre II, où l'on installe un état de ressources qui soit agréable pour les quelques heures qui suivent, par exemple : sentiment de détente, une meilleure attention, un esprit plus clair, une meilleure énergie, ou encore toute autre qualité semblable. Vous trouverez tout cela dans le *Guide II : Le petit test*, juste un peu plus loin.

Guide I : Rencontrez votre partie sage

• Commencez par vous installer confortablement, dans une position qui vous permette de vous détendre et que vous pouvez garder confortablement, sans vous préoccuper du temps … Ne choisissez de vous coucher que si vous êtes certain que vous serez bien ainsi, et que vous n'allez pas vous endormir dans les minutes qui suivent …

• Faites quelques inspirations et expirations profondes sans effort … sans tenter de ne pas faire d'effort non plus …

• Il est possible que vous vous sentiez très relaxé au cours de ce processus … ou dans les heures qui suivent … Profitez-en … Souvenez-vous que c'est un effet normal de l'exercice, mais pas son but …

• Dites à votre partie sage que vous désirez communiquer avec elle … Commencez par la remercier de tout ce qu'elle a fait et fait toujours pour vous, en maintenant vos fonctions vitales, en faisant bien fonctionner votre corps … elle fait d'ailleurs tant de choses encore que vous ignorez …

• Laissez venir cette image qui représente bien votre partie sage… Peut-être est-elle déjà présente, cette image … Décrivez-la comme si vous la décriviez à une autre personne … Prenez bien votre temps …

• Demandez-lui si elle représente votre partie sage ... comment elle pourrait se métamorphoser pour vous dire « OUI » ou « NON » ... Couleurs, formes, mouvements dans l'image ...

Lorsque ces signaux OUI / NON sont bien clairs, remerciez votre partie sage d'accepter de dialoguer avec vous ... Dites-lui qu'il est important de bien tester les signaux OUI et NON ... Pour son propre confort et pour le vôtre ... Dites-lui votre prénom et demandez-lui si c'est correct ... Si vous donnez un autre prénom, vous recevrez un signal NON.

Guide II : Le petit test

Cet exercice se fait immédiatement après le précédent. Prenez d'abord le temps de choisir un état intérieur qui vous convienne bien. Si vous hésitez entre plusieurs, vous pourrez refaire le processus pour chacun d'entre eux, si vous le désirez. Vous vous donnerez ainsi ce que vous désirez et vous vous exercerez davantage sans même y faire attention.

Puisque vous êtes en contact avec votre partie sage, demandez-lui si elle est d'accord de faire quelque chose avec vous, par exemple de modifier votre état d'esprit ou votre humeur.

Partie sage, je voudrais faire l'expérience de tel état d'esprit ou de tel état d'âme. Pourrais-tu imaginer la liste de toutes les ressources positives, saines et constructives qui me le permettent ? Merci de répondre par un OUI lorsque tu connais toutes ces ressources.

Pourrais-tu maintenant créer l'ensemble de ces ressources en me faisant vivre, strictement inconsciemment, toutes les expériences nécessaires, quelles que soit leur nature, afin que ces ressources me soient immédiatement disponibles ? Merci de me répondre par un OUI lorsque tu commences et lorsque tu termines le processus.

Laisse-moi passer quelques minutes dans cet état. Puis, donne-moi un OUI lorsque l'expérience est bien réalisée.

Remerciez votre partie sage et demandez-lui de vous ramener doucement dans le moment présent, tout en vous laissant faire l'expérience de l'état d'âme que vous aurez choisi auparavant.

Prenez ensuite le temps d'apprécier votre expérience, de voir dans quelle mesure vous la trouvez satisfaisante ou non. Si le résultat est excellent et s'il dépasse vos attentes, c'est pour le mieux. Remerciez ces parties et aspects de vous-même qui ont permis à ce succès d'advenir.

Si le résultat de cette expérience ne convient pas à vos attentes, s'il est très en dessous de ce que vous aviez imaginé ou attendiez, faites du mieux que vous pouvez pour ne pas vous juger, ni juger votre partie sage ou votre inconscient. Souvenez-vous que c'est la première fois que vous utilisez ce processus ! Vous n'avez aucun entraînement. Donnez-vous la liberté et le temps d'apprendre. Il n'est pas possible qu'il ne se soit rien passé du tout.

Aussi petit que l'impact de ce processus ait pu être, il est précieux. Il en est toujours ainsi. Toute personne qui a fait le tour du monde l'a commencé par un trajet d'environ trente à trente-cinq centimètres — ce fut son premier pas ! Il en va de même pour vous. Donnez-vous la liberté de persévérer, sans vous forcer ni vous mettre la pression. Apprenez à vous hâter lentement !

Retrouver naturellement la transe

Lorsque vous vous trouvez dans des circonstances idoines pour pratiquer l'auto-hypnose, vous pouvez utiliser le processus suivant. Reprenez simplement contact avec votre partie sage et commencez par la remercier pour tout ce qu'elle aura fait pour vous entre-temps.

Guide III : Plongez dans l'auto-Hypnose

Prenez contact avec votre partie sage, saluez-la et remerciez-la pour tout ce qu'elle fait pour vous.

Partie sage, pourrais-tu imaginer la liste de toutes les ressources positives, saines et constructives qui me permettent d'entrer dans un état d'auto-hypnose où je demeure tout à fait lucide, capable de me diriger, de penser et de décider clairement ? C'est-à-dire un état spécifique que je puisse facilement reconnaître et reproduire en d'autres occasions ? Merci de répondre par un OUI. ...

Pourrais-tu maintenant créer l'ensemble de ces ressources, en me faisant vivre, strictement inconsciemment, toutes les expériences nécessaires, quelle que soit leur nature, afin que ces ressources me soient immédiatement disponibles ? Merci de répondre par un OUI.

Maintenant, laisse-moi expérimenter ce nouvel état pendant tant de minutes ou jusqu'à telle heure.

Es-tu d'accord de veiller à ce je ressorte toujours de cette transe en étant bien éveillé, en forme, en accord avec moi-même, avec les autres et avec la vie — même en cas d'urgence ? Es-tu d'accord de le faire ? Es-tu d'accord de prendre la responsabilité de le faire ?

Lorsque vous décidez de revenir à votre état de veille habituel, souvenez-vous de remercier votre partie sage pour ce qu'elle vient de faire pour vous, et pour sa bienveillance. Votre partie sage, c'est aussi vous-même. Cette politesse n'est en rien superficielle mais constitue un message simple et fort pour vous donner à vous-même appréciation et amour.

Lorsque vous aurez bien intégré ce processus, vous serez prêt à aborder les autres explorations présentées ci-après. Elles vous permettront de vous familiariser davantage, d'une part, avec l'auto-hypnose elle-même et, d'autre part, avec cette partie intime de vous-même qu'est votre partie sage. Certes, ces explorations sont toutes simples, mais elles ont pourtant un effet très profond.

Des descriptions détaillées de ces processus sont données sous les rubriques « Pratique : ». Vous les explorerez après être entré en transe, c'est-à-dire après avoir activé le lien avec votre partie sage. Vous êtes invité(e) à mettre en place les étapes du processus par vous-même. C'est un apprentissage important. Vous pouvez les écrire et éventuellement les enregistrer. Donnez-vous bien le temps d'explorer ces différentes possibilités et de trouver celles qui vous conviennent le mieux.

Développer un état de tranquillité

Cette exploration constitue une variante enrichie du petit test. Au lieu de créer un état d'esprit non contextualisé, vous allez bien préciser sa nature et lui donner des limites précises. Il pourra durer cinq minutes, un quart d'heure, une demi heure, selon ce que vous désirez. Il commencera à tel moment et se terminera à tel autre — ou à telle heure. Vous pouvez ainsi créer une période de profonde relaxation musculaire, un temps de méditation ou encore un moment de rêverie constructive pour réfléchir à une question importante pour vous.

Il est important de bien ressentir, c'est-à-dire d'avoir une impression aussi précise que possible de l'état dans lequel vous désirez être. Commencez par l'imaginer, faites « comme si ». Vous pouvez également partir d'un modèle extérieur à vous-même, c'est-à-dire d'une personne qui vit naturellement cet état que vous admirez. Imaginez ce que peut ressentir cette personne, faites comme si vous étiez cette personne.

Pratique : Retrouver un état de tranquillité

Avant de lire le processus qui va être décrit, prenez quelques instants pour voir comment vous allez induire cet état de conscience. Vous pourrez comparer votre propre approche avec celle qui est présentée ici. Libre à vous d'utiliser l'une ou l'autre ou de les combiner comme vous le désirez.

1. On décrit d'abord l'état désiré en détail à la partie sage. Demandez-lui ensuite si elle est d'accord de vous aider à l'atteindre.

2. Demandez à votre partie sage d'imaginer une liste, ou un ensemble de ressources positives, saines et constructives, qui vous permettent d'entrer aisément dans l'état désiré choisi.

3. Demandez-lui de créer ces ressources, en vous faisant vivre toutes les expériences nécessaires, strictement inconsciemment, afin que ces ressources vous soient immédiatement disponibles.

4. Vérifiez que toutes les ressources sont bien présentes.

5. Demandez à votre partie sage de vous faire vivre cet état désiré pendant quelques instants jusqu'à telle heure précise. Visualisez l'heure sur un cadran à aiguilles qui est la meilleure métaphore pour votre inconscient. En ef

6. Lorsque le temps de l'expérience est terminé, ou lorsque vous avez l'impression qu'il l'est, permettez-vous de regardez l'heure. Elle devrait correspondre au temps que vous avez choisi.

7. Permettez-vous d'évaluer votre expérience. Voyez en quoi elle vous satisfait et, seulement ensuite, en quoi vous pourriez l'améliorer. Évitez du mieux que vous pouvez de vous critiquer. Contrairement à des idées reçues, les critiques ne vous aident pas, mais elles vous freinent. N'oubliez pas que vous êtes juste en train de commencer votre apprentissage dans ce domaine. Il n'est donc absolument pas grave que les premiers résultats soient médiocres. Un proverbe chinois dit que même la montagne la plus haute craint un homme lent. Lui seul peut la vaincre et atteindre le sommet, grâce à sa patience. Il en va de même pour vous. Donnez-vous le temps et permettez-vous de progresser à votre rythme.

Rêver un projet

Les états de rêverie sont fréquemment considérés à tort comme non productifs. En fait, ils sont très créatifs et constituent des moments dans lesquels des solutions à des problèmes variés se présentent spontanément et où de nouvelles idées émergent. De plus, ils sont plaisants et reposants. C'est ainsi que Kékulé[1] a eu l'intuition de ce que pourrait être la formule du benzène, en contemplant, dans une rêverie, des serpents qui dansaient en cercle en se mordant la queue.

Ainsi, « rêver un projet » permet d'en explorer une multitude de possibilités latentes qui, autrement, resteraient invisibles. Planifier constitue une étape ultérieure à la rêverie. La planification n'est pas créative en soi, mais elle est au contraire censée utiliser judicieusement ce que de riches rêveries auront fourni comme idées et ressources. Lorsque vous sentez venir, ou avez déjà, une nouvelle idée qui vous paraît fructueuse, prenez bien le temps de méditer sur cette idée sans la juger, laissez-la germer et grandir en vous. C'est ce qui s'appelle « concevoir un projet ». De nombreuses personnes font ce travail lors de promenades — avec ou sans chien ! C'est durant les trajets qu'il faisait en calèche que Mozart trouvait les notes de ses sublimes mélodies[2].

Il n'est donc pas nécessaire de rester dans un état méditatif et tranquille pour pratiquer ces rêveries, à moins que ce ne soit précisément ce que vous désiriez. Nous allons voir comment susciter cet état de manière à ce que vous puissiez y accéder dans les contextes où vous désirez en bénéficier. Ce n'est pas un état de transe profonde. Chacun y accède fréquemment en voyage (en train, en bus), en promenade ou même en conduisant sa voiture

[1] August Kékulé (1828-1896) découvrit la formule du benzène en 1865. C'est un génie trop oublié des débuts de la chimie organique, domaine dans lequel il fit de nombreuses autres découvertes majeures.

[2] Cours en PNL, La créativité des génies, donné par Robert Dilts, à l'Institut Resources, Belgique, 1990.

: la rêverie a duré tout le trajet et, tout soudain, l'on se retrouve à destination… Cela vous est sans doute déjà arrivé plusieurs fois.

Pratique : Rêver un projet

Pour mettre le processus en route la première fois, installez-vous confortablement et prenez contact avec votre partie sage.

Décrivez-lui votre but du mieux que vous pouvez, imaginez ce but, ressentez-le, c'est-à-dire faites comme si…

Demandez à votre partie sage de faire une liste complète de toutes les ressources positives, saines et constructives qui vous permettront d'entrer spontanément et naturellement dans cet état de rêverie, lorsque vous le désirerez.

Vous possédez certainement une bonne partie de ces ressources, puisque tout le monde vit ce genre d'expérience. Il s'agit de les optimiser pour les rendre aussi précises et fécondes que possible.

Convenez avec votre partie sage d'un signal ou d'un ancrage qui vous permette d'entrer et de ressortir naturellement de votre état de rêverie préféré.

La concentration et l'art de focaliser son attention

Pour des raisons pratiques, nous faisons ici une distinction entre la concentration et l'attention au moment présent, bien que ces deux expériences semblent se confondre chez des personnes jouissant d'une très grande présence et d'un esprit très clair. Ainsi Dipa Ma, une enseignante bouddhiste indienne célèbre, avait la réputation de ne jamais faire deux choses à la fois, même en termes de perception. On disait d'elle :

> *« Si elle vous écoute, elle vous écoute ; si elle regarde la rose, elle regarde la rose ; elle ne fait pas les deux choses en même temps ».*

La concentration bien ciblée, telle que nous l'entendons généralement, est toujours contextualisée. De plus, les contextes appropriés sont généralement très faciles à repérer. Un entretien d'embauche, suivre un cours, écrire un texte, accomplir une activité artistique, bricoler, s'occuper de la voiture ou de la moto, sont autant d'exemples où la clarté et la stabilité de l'esprit sont primordiales.

Pour donner un sens concret à l'apprentissage de ce processus, choisissez préalablement une situation réelle où vous avez besoin de vous concentrer.

Pratique : L'art de se concentrer

1. Demandez à votre partie sage d'imaginer la liste ou l'ensemble de toutes les ressources positives, saines et constructives qui vous permettent d'atteindre un état de concentration optimal. Votre partie sage vous donne un OUI lorsqu'elle connaît ces ressources.

2. Demandez-lui de créer ces ressources comme elle sait le faire, afin que vous puissiez les utiliser immédiatement. Qu'elle vous donne un OUI quand elle commence ce travail et un autre OUI lorsqu'elle l'a terminé.

3. Demandez lui encore de vous mettre dans cet état et de vous donner un OUI quand vous y êtes, afin d'apprendre à bien le reconnaître. Voyez alors ce qui se passe lorsque vous pensez à une activité qui vous demande de l'attention. Lorsque vous avez terminé, demandez simplement à votre partie sage de vous ramener à votre état de veille habituel.

4. Indiquez à votre partie sage les circonstances au cours desquelles vous avez besoin de ce type de concentration : apprentissages (danse, mathématiques, descentes rapides à ski, lecture, préparation d'examens, etc.).

5. Posez-lui enfin ces deux questions, en les distinguant bien l'une de l'autre :

- Es-tu d'accord de me mettre spontanément dans cet état particulier de concentration ?
- Es-tu d'accord de prendre la responsabilité de le faire ?

6. Imaginez ou rêvez quelques ponts vers le futur pour terminer.

7. Remerciez votre partie sage.

Améliorer son sommeil

Cette exploration du sommeil n'a pas pour ambition de vaincre des insomnies, ce qui serait un peu ambitieux à ce stade d'apprentissage, mais plutôt de voir comment vous pouvez moduler sa qualité ou sa profondeur, vous permettre de vous endormir plus agréablement ou de vous réveiller plus facilement. Comme il n'est naturellement pas possible de tout faire à la fois, reprenez ce même processus pour améliorer chacune des caractéristiques du sommeil que nous venons de mentionner ou d'autres encore. Nous illustrons ce processus en prenant comme exemple la phase d'endormissement.

Pratique : S'endormir avec aisance

1. A partir de quelques souvenirs, évoquez les sensations, les impressions et les images qui vous viennent à l'esprit lorsque vous vivez un endormissement agréable et paisible : la détente du corps, les flots d'images qui apparaissent, toute impression d'être moins défini ou de flotter…

2. Demandez à votre partie sage de repérer, dans votre histoire de vie, toutes les ressources positives, saines et constructives qui conduisent à un endormissement agréable et facile.

3. Demandez-lui aussi, à partir de là, d'imaginer une super-ressource d'endormissement entièrement saine, positive et constructive.

4. Demandez-lui de générer cette super-ressource. Qu'elle vous donne un signal OUI quand elle commence et un second lorsqu'elle l'a entièrement terminé.

5. Demandez-lui de faire des ponts inconscients vers le futur afin de vérifier que cette nouvelle ressource fonctionne correctement.

6. Demandez-lui si elle fonctionne de manière satisfaisante.

7. Demandez-lui de vous laisser oublier ce que vous venez de faire, de vous amener à penser à toute autre chose, lorsque vous irez vous coucher.

8. Demandez à votre partie sage de vous ramener gentiment dans la pièce, c'est-à-dire dans le moment présent, et remerciez-l pour tout le travail accompli.

Transformer une expérience en apprentissage

Contrairement à beaucoup d'idées reçues, l'échec constitue une excellente opportunité d'apprentissage. C'est apparemment un principe inconnu de la plupart des écoles, universités ou autres institutions scolaires. L'échec est jugé et blâmé, au lieu que l'on en tire des leçons et de précieux feed-backs, que l'on en fasse une nouvelle occasion d'apprendre. Nous ne sommes donc pas entraînés à discerner ces possibilités. Or, il est important de savoir les repérer pour en faire de nouvelles ressources. L'exploration suivante vous y invite.

Souvenez-vous d'une expérience qui vous a laissé insatisfait(e). Au lieu de vous blâmer — comme on vous a certainement appris à le faire —, voyez spécifiquement en quoi vous auriez voulu faire mieux. Avez-vous une idée des ressources dont vous auriez eu besoin afin de vraiment pouvoir faire mieux ?

Peut-être cela suffira-t-il à résoudre le problème. En effet, il arrive parfois que le nouvel apprentissage se fasse spontanément, lorsque les questions adéquates sont posées. Si ce n'est pas le cas, voici un dialogue et un travail à faire avec votre partie sage.

Pratique : De l'expérience à l'apprentissage

1. Prenez contact avec votre partie sage.

2. Demandez-lui de rechercher toutes les ressources positives, saines et constructives qui auraient pu vous faire vivre cette expérience telle que vous auriez désiré la vivre. Qu'elle fasse une liste de toutes ces ressources.

3. Demandez-lui de vous faire vivre, strictement inconsciemment, toutes les expériences nécessaires à la création de ces ressources, de manière à ce qu'elles vous soient immédiatement disponibles, que vous le sachiez ou non.

4. Demandez-lui de vous faire revivre l'expérience avec les nouvelles ressources de manière à ce que vous puissiez la transformer comme vous le désirez. Vous aurez peut-être besoin de faire plusieurs passages. C'est est normal. Donnez-vous tout le temps dont vous avez besoin.

5. Lorsque vous êtes satisfait du résultat, remerciez votre partie sage et demandez-lui de vous ramener gentiment dans le moment présent.

Une ressource de vie

Pourriez-vous penser à une ressource particulière, ou à un ensemble, je dirais un bouquet de ressources positives, saines et constructives, qui auraient pu donner une meilleure tonalité à votre vie ? La rendre plus légère, vous permettre de mieux faire face à telle ou telle situation ? Laissez la question vagabonder dans votre esprit ; une réponse, s'il vous en vient une qui soit claire, émergera d'elle-même. Partagez ce qui vous vient à l'esprit avec votre partie sage. Demandez-lui de vérifier qu'il n'y a pas d'objections et, s'il y en a, de modifier les ressources en conséquence. Demandez-lui également s'il est possible de faire encore mieux. Si c'est le cas, elle imaginera des ressources encore plus adaptées à votre situation.

Pratique : Une ressource de vie

1. Commencez par partager, avec votre partie sage, les idées que vous avez concernant des ressources positives, saines et constructives, qui pourraient rendre votre vie plus lumineuse, plus radieuse, plus légère, plus heureuse, etc.

2. Demandez-lui d'examiner votre choix afin de voir s'il convient vraiment, ou s'il existe une meilleure possibilité.

3. Si elle répond OUI à cette question, vous avez tout avantage à choisir ce qu'elle vous propose.

4. Remerciez-la et demandez-lui de construire cette nouvelle ressource de manière entièrement positive, saine et constructive. Elle vous donnera deux OUI, le premier lorsqu'elle commencera à la créer et le second lorsqu'elle aura entièrement terminé.

5. Demandez-lui de vous faire vivre un premier changement d'histoire de vie, dissocié et inconscient, commençant à votre conception et se terminant dans le moment présent.

6. Demandez-lui de vous faire vivre un second changement d'histoire de vie, associé et inconscient, commençant lui aussi à votre conception et se terminant dans le moment présent.

7. Enfin, demande-lui à votre partie sage de vous ramener gentiment dans la pièce et remerciez-la pour ce qu'elle vient de faire pour vous.

8. Prenez bien le temps de laisser s'épanouir et grandir votre expérience. Tout ce qui doit encore se faire, consciemment ou non, se fera naturellement. Vous êtes libre de penser à autre chose…

* * *

Nous arrivons à la fin de ce modeste guide d'auto-hypnose. Les exemples que vous avez explorés devraient maintenant vous permettre de continuer vos propres explorations avec confiance.

Pourtant, il n'y a pas de conclusion, en termes de fermeture. Vous êtes en train de terminer la lecture du dernier chapitre de mon livre, car la fin n'est pas loin : Épilogue, bibliographie et, naturellement, table des matières

Mais un nouvel horizon émerge déjà. Ses limites reculeront au fur et à mesure que vous l'explorerez. Car les horizons n'ont pas de limites, à l'instar des chapitres et des livres.

C'est en cela que tient la beauté de la vie, cette vie qui se renouvelle et qui s'épanouit constamment, en laissant à chaque instant émerger de nouveaux chemins et de nouvelles réalités..

En effet, comme vous l'avez déjà deviné, il y a, et il y aura toujours, un chemin où aller !

Épilogue

Je vous remercie de m'avoir suivi jusqu'ici. Je suis touché par votre intérêt et vous remercie pour votre persévérance. Avant que nous ne nous quittions, et donc avant que vous ne refermiez ce livre, j'aimerais encore partager quelques questions avec vous. Je dis bien partager. Je n'ai pas de réponses précises à ces questions, mais je désire simplement partager mon point de vue à leur sujet.

La plupart des méthodes de thérapie qui furent créées en Occident (et cela inclut ce que l'on appelle « le développement personnel ») sont intimement liées à la notion de « prise de conscience » ou « d'insight ». Des prises de conscience successives sont censées nous mener à une meilleure connaissance de nous-même. En d'autres termes, nous sommes invités à mieux comprendre nos manières d'être, de penser, d'agir et d'être au monde.

Se souvenir, revivre, comprendre, recadrer des expériences douloureuses et apprendre à les voir depuis d'autres perspectives, tels sont les dénominateurs communs qui relient des démarches aussi apparemment différentes les unes des autres que la psychanalyse freudienne, la psychologie analytique de C.G. Jung, la thérapie centrée sur le client de Carl Rogers ou encore l'Analyse Transactionnelle.

Et l'on cite l'adage de Socrate : « Connais-toi toi-même », comme garant de notre tradition. Cet adage rassure et donne l'impression que nous sommes dans la lignée du grand maître. Mais ce n'est pas si simple !

En effet, tout au long de l'histoire, on a perdu de vue que ce texte est une version tronquée de la devise de Socrate. Pourtant, c'est cette version tronquée qui a traversé les siècles, influencé l'histoire et façonné notre psychologie. L'original, gravé sur le fronton du temple de Delphes, est resté dans l'ombre. Le voici :

« *Connais-toi toi-même et tu connaîtras l'univers et les dieux* ».

La version abrégée que nous connaissons de cette devise socratique ne reflète pas du tout la pensée du sage d'Athènes. Elle affirme le contraire, en mettant en avant la « connaissance de soi » comprise comme la connaissance d'une personne limitée. Il s'agit de l'individu et de son ego. Ceci nous amène à faire ici deux remarques importantes.

D'abord, en ce qui concerne Milton Erickson. Pour lui, la connaissance de soi, dans ce sens restreint, n'a pas vraiment d'importance. Toute son œuvre décrit un travail orienté en premier lieu vers le bien-être de la personne.

Dans L'homme de février, par exemple, au fur et à mesure que la thérapie progresse, la patiente se porte de mieux en mieux, commence à s'épanouir et devient plus heureuse. Elle en arrive là sans connaître ses traumatismes ou ses fonctionnements (ou dysfonctionnements) psychologiques. Bien que le personnage de l'homme de février soit un grand dispensateur de ressources, de savoir et de sagesse, tout ce savoir et cette sagesse vont demeurer inconscients.

En effet, que désire celle ou celui qui entreprend une démarche thérapeutique ? Trouver un soulagement, un réconfort, un mieux-être et vivre une vie épanouie et heureuse. C'est ce désir-là qui l'amène en thérapie.

Concernant le second point, une question reste ouverte : que sont donc l'univers et les dieux ? De quoi Socrate parle-t-il ?

L'adage de Socrate nous encourage non pas à la contemplation de notre ego ou de notre inconscient personnel, mais nous invite, tout au contraire, à la contemplation d'une perspective cosmique. Dans cette nouvelle perspective, la connaissance de soi — nous dirions plutôt « la connaissance du Soi » — est intrinsèquement liée à celle de l'univers et des forces qui l'animent, en l'occurrence « les dieux ». Tout est connecté, l'univers est une tapisserie aux dimensions grandioses dont nous faisons intimement partie, au sein de laquelle toutes choses sont reliées. Cette connaissance-là est bien plus vaste que la connaissance des forces et faiblesses d'un individu particulier.

Il semble donc que nous soyons invités à explorer une autre forme de connaissance qui, tout en incluant l'individu, s'étend également jusqu'a l'univers tout entier. Comme le dit la *Table d'Émeraude*, attribuée à Hermès Trismégiste, il y aurait ainsi une correspondance entre le « petit moi » de chacun d'entre nous et le « Soi », doué d'une conscience trans-personnelle. Mais la réalité du Soi de notre être véritable demeure cachée. L'histoire suivante nous explique pourquoi il en est ainsi.

> *Les dieux étaient extrêmement frustrés et fâchés à cause du comportement des humains. Ces derniers cherchaient toujours à tout savoir, à tout posséder, à tout contrôler et dominer, à seule fin d'assouvir leur inextinguible soif de pouvoir et de domination. Il fallait absolument faire quelque chose avant que cela ne tourne à la catastrophe. Mais où donc pourrait-on cacher l'étincelle divine de façon à ce que les humains ne puisse la trouver ?*
>
> *Les dieux délibérèrent longuement. Ils finirent par décider de cacher l'étincelle divine là où les hommes n'auraient jamais l'idée d'aller la chercher et ne pourraient plus en abuser. Ils la cachèrent donc au fin fond du cœur humain. Depuis lors, seuls celles et ceux qui se montrent assez sages et dignes pour l'apprécier pleinement pourront maintenant la découvrir.*

Le développement spirituel vers l'éveil, vers l'intégration du Soi se situe au-delà de l'hypnose et des thérapies habituelles. Le but d'une thérapie, comme nous l'avons vu, est de donner accès à l'équilibre et au bien-être, même lorsque les méthodes utilisées incluent ou sont fondées sur une dimension spirituelle.

De plus, l'hypnose permet de faciliter l'accès à des états de méditation en utilisant des processus que nous avons examinés plus haut. C'est une approche qui permet d'éviter de très longues heures d'entraînement, en créant rapidement de nouvelles habitudes.

Le voyage vers le Soi ne va pas « plus loin », mais « ailleurs ». Il prend une nouvelle direction dans une nouvelle dimension, nous maintient les pieds sur terre et nous met la tête dans les étoiles. Il nous amène doucement à contempler l'horizon ineffable de l'éveil spirituel.

Il y aurait naturellement encore beaucoup à dire à propos de l'ineffable... Pour le moment, notre périple éricksonien s'arrête... Puisque les limites des possibilités de l'hypnose restent toujours indéfinies, l'exploration continuera. Nous n'en sommes qu'au début. Tant reste à défricher et à amener au jour ! Si vous continuez dans cette voie, vous participerez probablement à cette grande aventure et je vous le souhaite vivement !

Remerciements

J'éprouve beaucoup de gratitude en publiant ce livre. Ma gratitude va vers toutes les personnes, les amis, qui ont apprécié mon projet et qui m'ont encouragé tout au long de sa réalisation. Eux qui me dirent, et me redirent souvent, qu'il était grand temps que je me mette à écrire.

Je remercie d'abord les nombreuses personnes avec lesquelles j'ai eu l'occasion de travailler depuis près d'une trentaine d'années. Toutes ces personnes m'ont appris et fait découvrir tant de choses. Comme vous le savez, il n'est pas possible de partager sans recevoir en retour.

Lorsque le manuscrit de ce livre a commencé à prendre forme, mon épouse Catherine a relu les premières épreuves. Je la remercie pour ce travail, pour ses encouragements, et aussi pour sa patience tout au long de l'écriture du livre.

Toute ma gratitude va également à toutes celles et ceux qui ont relu, et encore relu le manuscrit, à différentes étapes de son évolution, qui m'ont fait des commentaires précieux, qui m'ont posé de bonnes questions, qui m'ont suggéré des modifications, des clarifications et parfois des ajouts.

Que toutes les personnes qui ont cru en moi et qui m'ont tant encouragé à écrire ce livre soient donc ici remerciées. Dans ce travail d'écriture, il y eut naturellement des moments où les encouragements furent décisifs.

Toutes et tous sont tombés d'accord pour demeurer dans la discrétion et laisser leur aide précieuse dans l'ombre de l'anonymat, ce qui ne peut que la rendre plus lumineuse encore.

Sites web de l'auteur : www.transe-formation.ch
www.methodesedona.ch

Bibliographie

BANDLER Richard and GRINDER John, Reframing, Neuro-Linguistic Programming, Real People Press, 1982.

CAZENAVE MICHEL, Carl Gustav Jung, Ouvrage édité avec le Concours du Centre national des Lettres, Cahiers de l'Herne, Paris 1984.

EDGETTE John H., Psy.D., & EDGETTE Janet Sasson, Psy.D., M.P.H., Manuel des phénomènes hypnotiques en psychothérapie, Editions Satas, Collection Le Germe, Bruxelles 2009.

ERICKSON Milton H. M.D. et ROSSI Ernest Laurence, L'homme de février, Evolution de la conscience et de l'identité en hypnothérapie. Editions Satas, collection Le Germe, Bruxelles, 2002.

ERICKSON Milton H. M.D., Quatre conférences, textes présentés par MALAREWICZ Jacques-Antoine, ESF Paris 1986.

ERICKSON, Milton H., M.D. et MALAREWICZ, Jacques-Antoine, L'hypnose thérapeutique : quatre conférences, ESF, Paris 2009.

ERICKSON, Milton H., M.D. et ROSEN Sydney, Ma voix t'accompagnera, Édition Hommes et Groupes, Paris 2004.

FREUD Sigmund, Psychopathologie de la vie quotidienne, Petite Bibliothèque Payot, Paris 1971.

GRINDER John and BANDLER Richard, TRANSE-FORMATION, Neuro-Linguistic Programming and the structure of hypnosis, Real People Press, 1981.

HALLEY Jay, Un thérapeute hors du commun, traduction française de Uncommon Therapy 1973, Édition française Desclée de Brouwer, Paris 1984.

HAMMOND Corydon, D. et Jérôme TAILLANDIER, Métaphores et suggestions hypnotiques, Editions Satas, Collection Le Germe, Bruxelles 2015.

HAVENS Ronald A, La sagesse de Milton H. Erickson, Editions Satas, Collection Le Germe, 439 p., Bruxelles 2015.

HAVENS Ronald A. and WALTERS Catherine, Hypnotherapy for Health, Harmony and Peak Performance, Expanding the Role of Psychotherapy, Copyright Brunner/Mazel, New York 1993.

HAVENS Ronald A. and WALTERS Catherine, Hypnotherapy Scripts, A Neo-Ericksonian approach to Persuasive Healing, Routledge & Francis Group, New York 2002.

JAMES William, The Varieties of religious experience. Réédité et publié en français par Mon Autre Librairie, à partir du texte des Editions Alcan, Paris 1906.

JUNG Carl-Gustav, L'homme à la découverte de son âme : structure et fonctionnement de l'inconscient, Albin-Michel, Paris 1995.

KORZYBSKI Alfred, Science and Sanity, publié par The International Non-Aristotelian Library Publishing Company, Lakeville, Connecticut, USA, 1973.

LECRON LESLIE M., L'auto-hypnose, Sa technique et son utilisation dans la vie quotidienne, Edition française Ramòn F. Keller, Genève 1966.

SCHMIDT Amy, Dipa Ma, traduction de l'anglais par Jeanne Schut, Edition Sully 2014.

Table des Matières

FSC
www.fsc.org
MIX
Papier | Fördert gute Waldnutzung
FSC® C083411

Kolibri 360 GmbH
Ferdinand-Jühlke-Straße 7
99095 Erfurt, Deutschland
produktsicherheit@kolibri360.de

Druck:
CPI Druckdienstleistungen GmbH
im Auftrag der
Kolibri 360 GmbH
Ferdinand-Jühlke-Str. 7
99095 Erfurt